Intervallfasten

Durch intermittierendes fasten langfristig, schnell, gesund und effektiv Fett verbrennen inkl. Bonus 14 Tage Plan für maximalen Erfolg

Food Experts

Inhaltsverzeichnis

Vorwort

Liebe Leserin, lieber Leser,

wer nicht mit geschlossenen Augen durch das Leben geht, der wird ganz zwangsläufig mit einer Vielzahl an Diäten und Ernährungsphilosophien konfrontiert. Neulich fiel mir durch Zufall ein Stapel der letzten zwanzig Ausgaben einer bestimmten Frauenzeitschrift in die Hände. Besonders auffällig fand ich dabei, dass auf sämtlichen Titelseiten auf einen Artikel über irgendeine Diät hingewiesen wurde. Lediglich in der Vorweihnachtszeit scheinen die Redakteure eine Ausnahme zu machen und ihre weibliche Leserschaft ganz bewusst zum Schlemmen zu animieren.

Nun muss man kein Ernährungsexperte sein für die Feststellung: Wenn immer wieder neue Diäten angepriesen werden, kann es mit den einzelnen Schlankheitskuren nicht sehr weit hin sein. Außerdem erscheint es doch als sehr fraglich, ob die so groß angepriesenen Diäten überhaupt von den Teilnehmer/innen durchgehalten werden. Denn von jenen Dingen, die sich als einfach und erfolgreich herausstellen, muss man die Menschen nicht immer wieder aufs Neue überzeugen.

Was die meisten Diäten gemeinsam haben? Es finden sich immer nur wenige Ärzte und Ernährungsexperten, die eine bestimmte Diät für sinnvoll und gesund halten. Das Gros dieser Fachleute steht den meisten Diäten aber ablehnend gegenüber. Die Gründe dafür sind freilich so vielfältig wie die Diäten selbst. Einige Diäten bedeuten eine sehr einseitige Ernährung, andere sorgen für eine Übersäuerung des Körpers. Es gibt sogar Diäten, bei denen Lebensmittelbestandteile, die von der Fachwelt als ungesund eingestuft werden, in den Mittelpunkt gerückt werden.

Darüber hinaus haben die Konzerne, die Pharmazeutika und Nahrungsergänzungsmittel herstellen, auch noch diverse Schlankheitsprodukte im Angebot. Teure Pulver, Tropfen oder Pillen sollen dann dabei helfen, zu viel aufgenommene Nahrungsfette abzubauen beziehungsweise auszuscheiden. Nicht immer kann nachgewiesen werden, dass dieses Prinzip auch funktioniert, doch immer verdienen die entsprechenden Unternehmen daran richtig viel Geld.

Das Intervallfasten ist die einzige Diät, deren positive Wirkung unter Medizinern und anderen Experten unumstritten ist. Zwar gibt es auch beim Intervallfasten unterschiedliche Philosophien, auf welche Aspekte zu achten ist. Auch bei der Taktung der Intervalle (in denen gefastet oder Nahrung aufgenommen wird) gibt es verschiedene Ansätze. Im Gegensatz zu diversen anderen Diäten beziehungsweise Ernährungsformen lassen die Experten unterschiedliche Meinungen nebeneinander bestehen. Auch wer eine bestimmte Form des Intervallfastens favorisiert, erkennt in anderen Vorgehensweisen bestimmte Vorteile. Der so oft bestehende Zoff unter den Fachleuten ist beim Intervallfasten kaum zu verspüren. Im Gegenteil: Unisono wird ein Loblied auf die Vorteile des intermittierenden Fastens gesungen.

In den folgenden Kapiteln werde ich näher auf die Einzelheiten des Intervallfastens eingehen. Dabei beleuchte ich auch andere Diäten, vergleiche unterschiedliche Ernährungsphilosophien und befasse mich im Besonderen mit der Frage nach der dauerhaften Durchführbarkeit. Denn eine Diät, die man, aus welchen Gründen auch immer, bereits nach wenigen Tagen wieder abbricht, sollte man gar nicht erst beginnen.

Darum sei vorab bereits verraten: Intervallfasten kann jeder. Sogar im Einklang mit dem inneren Schweinehund.

Nun also viel Spaß beim Lesen und beim Erkenntnisgewinn!

Diät – Warum eigentlich?

Im ersten Moment könnte man dies für eine überflüssige Frage halten. Denn die Antwort scheint doch glasklar zu sein: Wer sich zu dick fühlt, der macht eine Diät. Klingt nach reiner Logik, trotzdem sollte man das Thema noch etwas näher beleuchten.

Grundsätzlich gibt es zwei Hauptgründe, die einen zu einer Diät motivieren. Einer ist rein optischer, der zweite vor allem gesundheitlicher Natur. Natürlich kann es zwischen diesen beiden Bereichen auch Überschneidungen geben.

Die Diät aus optischen Gründen

Eigentlich ist es Jahr für Jahr die gleiche Leier: An Silvester wird zwar noch kräftig geschlemmt, gleichzeitig fasst man aber bereits Vorsätze für die kommenden zwölf Monate. Endlich will man sich mehr bewegen, mehr an der frischen Luft aufhalten und sich vor allem deutlich gesünder ernähren. Immerhin winken schon jetzt fröhliche Bikinischönheiten von den Werbeplakaten, die Lust auf den nächsten Sommerurlaub machen. Das Problem ist nur die Waage, die zu Hause im Bad herumsteht. Die sollte eigentlich ein paar Kilogramm weniger anzeigen, denn sonst kann man sich doch nicht in Badebekleidung am Strand sehenlassen!

Und angeblich kann es doch so schwer nicht sein, wenn man den zahlreichen Magazinen im Zeitschriftenregal Glauben schenken mag. „So kommst du am schnellsten zur Bikinifigur“ heißt es dann oder „Gesund abnehmen und genießen leicht gemacht“. Die Crux dabei: Fast immer fühlen sich die Adressaten dieser Werbung zuvor eigentlich pudel wohl in ihrer Haut. Und in den meisten Fällen dürfen sie das auch, denn auch statistisch gesehen handelt es sich bei besagten Menschen nur selten um die (im doppelten Sinne) schweren Fälle. Oft reicht es schon, das Idealgewicht nur um wenige Kilogramm zu überschreiten, um den Betroffenen ein schlechtes Gewissen zu machen.

Manchmal hat das fatale Folgen, wie immer wieder anhand junger Mädchen zu sehen ist. Denn Freundeskreis, Werbung, Modeindustrie und nicht zuletzt irgendwelche Topmodel-Sendungen im Fernsehen suggerieren den Teenagern, dass der Körper über kein einziges Gramm Fett verfügen dürfe. „Size Zero“ gilt als Optimum und es gibt zahlreiche Mädchen, die sich auf dem Weg dorthin regelrecht selbst kasteien.

Jeder kulinarische Genuss verkehrt sich zu einem echten Ekelgefühl und das Sportprogramm wird immer weiter angepasst, um den Körper immer drahtiger und vermeintlich vollkommener zu machen.

Generell spricht natürlich nichts dagegen, sich durch eine Diät ein paar Fettpölsterchen zu entledigen. Schlecht ist es nur, wenn einem dies von außen eingeredet wird, obwohl man sich doch zuvor richtig gut gefühlt hat.

Die Diät aus gesundheitlichen Gründen

Wegen ein paar Kilogramm Abweichung vom Idealgewicht würde normalerweise kein Mediziner Alarm schlagen. Allerdings ist Adipositas in unserer westlichen Gesellschaft längst zu einer weit verbreiteten Krankheit geworden. Zu wenig Bewegung und vor allem ein viel zu hoher Zuckerkonsum sind die wichtigsten Ursachen, die Fachleute für das krankhafte Übergewicht verantwortlich machen. Die deutsche Bevölkerung gehört statistisch gesehen zu den dicksten weltweit, was eigentlich alle Alarmglocken schellen lassen müsste. Trotzdem wirken die Bemühungen der Bundesregierung nur sehr halbherzig, wenn etwa die Lebensmittelindustrie zum Zuckersparen angehalten werden soll.

Fachleute sprechen ab einem BMI von mehr als 30 von Adipositas. Ab einem BMI von 40 gilt das Risiko körperlicher Erkrankungen als stark erhöht. Während sich die meisten Mediziner, sofern der BMI eines Patienten zwischen 30 und 40 liegt, auf freundliche Ermahnungen beschränken („mehr Sport, weniger Zucker"), halten sie ein Überschreiten des oberen Wertes für gesundheitlich bedenklich. Mögliche Folgen sind vielfältig:

Bluthochdruck kommt bei adipösen Menschen sehr häufig vor und kann für diverse Krankheiten ursächlich sein. Dazu zählen Erkrankungen der Herzkranzgefäße, eine Herzmuskelschwäche, eine Beeinträchtigung der Nierenfunktion, Gefäßverkalkungen sowie Schädigungen der Netzhaut im Auge. Langfristig drohen Herzinfarkt oder Schlaganfall.

Erkrankungen der Gelenke können ebenfalls eine Folge von deutlichem Übergewicht sein. Das ist auch kein Wunder, denn immerhin müssen die Gelenke bei einem höheren Körpergewicht auch einer dementsprechend erhöhten Belastung standhalten. Die Überlastung der Wirbelsäule erhöht das Risiko eines Bandscheibenvorfalls deutlich, außerdem ist eine Arthrose in Hüft- und Handgelenken nicht unüblich. Erhöht ist auch das Risiko, an schweren Gelenkentzündungen (Arthritis) zu erkranken.

Die Blutfettwerte sind (deutlich) erhöht. Dies allein ist zwar noch nicht als Erkrankung zu sehen, kann aber zu schwerwiegenden Folgeschäden führen. An dieser Stelle ist vor allen Diabetes Typ II zu nennen.

Seit einigen Jahren mehren sich die Anzeichen, dass Fettleibigkeit auch eine Ursache für Krebserkrankungen sein kann. Vor allem das viszerale Fett, also Fett, das sich zwischen inneren Organen einlagert, steht hier im Mittelpunkt der Forschung. In Kombination, mit der bei adipösen Menschen erhöhten Konzentration bestimmter Hormone gilt das Erkrankungsrisiko als (deutlich) erhöht.

Nicht zu unterschätzen sind natürlich auch die psychischen Folgen der Fettleibigkeit. Zwar gibt es auch dicke Menschen, die sich (im besten Sinne) rundum wohl fühlen. Allerdings sind solch adipöse Frohnaturen eher selten oder man blickt hier in eine Art Maske, hinter der sich eine ganz andere Facette verbirgt. Die meisten dicken Menschen leiden nicht nur körperlich, etwa an Kurzatmigkeit oder allgemeiner Schwäche, sondern fühlen sich auch gesellschaftlich ausgegrenzt. Häufige Folgen sind dann Einsamkeit und Langeweile. Was daraus resultiert, kann sich jeder selbst ausmalen: Man sitzt viele Stunden vor dem Fernseher oder der Spielekonsole, konsumiert zu viele Süßgetränke und ungesundes Knabberzeug und unterfüttert damit das eigene Übergewicht zusätzlich. Ein Teufelskreis also.

Aufgrund dieser und weiterer Folgen gibt es also gute Gründe, bei krankhaftem Übergewicht unter ärztlicher Kontrolle ein Abnehmprogramm einzuleiten. Der BMI von 40 gilt dabei als Richtwert, doch selbstverständlich sind Ärzte nicht an diesen gebunden. Denn wenige Menschen scheinen sogar mit einem BMI von deutlich über 40 vergleichsweise gut klarzukommen, während andere bereits mit einem BMI von knapp über 30 übergewichtsbedingte Krankheitssymptome zeigen.

Warum scheitern die meisten Diäten?

Eigentlich müssten alle Menschen in westlichen Wohlstandsgesellschaften rank und schlank sein. Denn einerseits kommen die Massenmedien kaum einen Tag ohne neue Diätvorschläge aus: Von den hier angerissenen Diätformen bis hin zu absonderlichen Ernährungskuren (Diäten nach Farben der Lebensmittel oder nach Sternzeichen, um zwei Beispiele zu nennen) ist alles schon einmal dagewesen. Der Fantasie scheinen überhaupt keine Grenzen gesetzt zu sein. Und eigentlich scheinen die Weichen auch perfekt gestellt, um endlich die schlanke Linie zu erreichen. Es gibt zahllose Kochbücher rund um gesundes Essen, die notwendigen Zutaten gibt es zu bezahlbaren Preisen in jedem Supermarkt. Zusätzliche Unterstützung bekäme man durch Sport- und Fitnessangebote, die längst den letzten Winkel des Landes erreicht haben. Ein Fahrrad oder einen Hometrainer kann sich ebenfalls jeder leisten. Und da mittlerweile jedes Kind weiß, dass Pommes Frites und Süßigkeiten ungesund sind, könnte sich eigentlich alles zum Guten gewandt haben.

Doch die Wahrheit sieht anders aus. Warum eigentlich? Darüber haben sich Fachleute bereits vor Jahrzehnten Gedanken gemacht und die Antworten sind bis heute fast identisch geblieben. Vor allem die folgenden Gründe lassen sich ausmachen, warum Diäten oft schon zum Scheitern verurteilt sind, bevor man sie überhaupt begonnen hat.

Viele Diäten sind zu aufwändig, um sie wirklich durchzuhalten

Bei vielen Diäten kann man nicht behaupten, dass sie ein halbherziges Konzept als Grundlage hätten. Meist geht es darum, dass man seinen Ernährungsplan radikal umstellen muss, auf bestimmte Zutaten ganz verzichten soll und manchmal auch einen bestimmten Zeitplan zu berücksichtigen hat. All dies erfordert nicht nur eine radikale Umstellung in Küche und Speisekammer, sondern kann auch mit alten Gewohnheiten kollidieren. Der Diätplan ist also ein ständiger Begleiter durch den Alltag und macht dabei erhebliche Mühe. Dafür muss man natürlich den Kopf frei haben – und der Alltag macht bekanntlich keine Pause während der Diät.

Diäten können am persönlichen Umfeld scheitern

Dieser Aspekt beginnt natürlich zu Hause, sofern man nicht nur für sich allein kocht. Denn Die Partnerin oder der Partner, vielleicht auch die Kinder und andere Mitbewohner wollen ebenfalls verköstigt werden. Und nur in wenigen Fällen kann man den eigenen Diätplan auf seine Lieben automatisch übertragen, ohne dass dies zu dicker Luft führen würde. Für sich selbst kommt man vielleicht noch recht gut damit klar, das morgendliche Croissant mit Schokoaufstrich durch Vollkornbrot mit Magerquark zu ersetzen. In jeder normalen Familie würde ein so plötzlicher Umschwung aber für heftige Debatten sorgen.

Ähnlich ist es bei der Arbeit oder nach Feierabend mit den Freunden. Wenn mittags in der Firma der Grill angeworfen wird, macht man sich mit dem kleinen Salatteller automatisch zum Außenseiter. Jedenfalls dann, wenn man bisher immer auf ein saftiges Steak spekuliert hatte.

Und abends werden die Freunde auch nicht besonders viel Verständnis haben, wenn man sich beim Lieblingsitaliener nur noch ein Glas Wasser bestellt. Obwohl es dort doch eine hervorragende Pizza und das beste Carpaccio nördlich der Alpen gibt.
Womit man auch gleich nahtlos zum nächsten Punkt übergehen kann …

Der innere Schweinehund

Der innere Schweinehund hat eigentlich eine nicht unwichtige Funktion. Denn er sorgt dafür, dass man zwischendurch auch mal „Fünfe gerade sein lassen“ kann, sich etwas gönnt und nicht zum kompletten Workaholic mutiert. Allerdings hat er überhaupt kein Verständnis dafür, wenn eine Diät plötzlich Verzicht bedeutet. Vielleicht kann man ihn noch beherrschen, wenn man sich zum zweiten Frühstück mal keinen Schokoriegel genehmigt. Aber die Sahnetorte am Sonntagnachmittag war doch immer ein liebgewonnenes Ritual. Jetzt plötzlich soll all das nicht mehr gelten?
Spätestens jetzt verbündet sich der innere Schweinehund auch mit Freunden und Verwandten. Wenn einem irgendjemand mit den Worten „Du kannst doch auch mal eine Ausnahme machen“ das zweite Stück Schwarzwälder Kirsch auf den Teller bugsiert, ist die Verweigerung nur extrem schwer durchzuhalten. Wer das Tortenstück jetzt noch isst, hat den doppelten Genuss, den inneren Schweinehund besänftigt und erntet zufriedene Blicke aus dem Umfeld. Die Alternative erscheint da nur wenig verlockend.
Und manchmal meldet sich der innere Schweinehund natürlich auch zu Wort, wenn man ganz allein ist. Der Fitnesstrainer ist nicht dabei, wenn man sich abends vor dem Fernseher noch eine Tüte Chips öffnet. Genauso wenig wie bei dem nächtlichen Gang zum Kühlschrank.

Die Ziele sind oft unrealistisch

Gerade dann, wenn man durch Diätartikel in Illustrierten suggeriert bekommt, man könne mit einer bestimmten Diät innerhalb weniger Tage soundso viele Pfunde verlieren, steigt natürlich auch die eigene Erwartungshaltung. Verliert man dann in der Realität nicht annähernd so viel Gewicht, wie einem doch versprochen wurde, verfliegt oftmals auch der Glaube an den Erfolg der Diät. Womit automatisch auch die Disziplin begraben wird und die Diät im Prinzip beendet ist.

Nicht jede Diät passt zu jedem Menschen

Bei den meisten Diäten wäre es sinnvoll, zuerst eine Ernährungsberatung aufzusuchen oder sich anderweitig kundig zu machen. Denn jeder Mensch ist ein Individuum mit einem eigenen Alltag, eigenen Ernährungsgewohnheiten und einem individuellen Bedarf an Kalorien, Nährstoffen und Vitaminen. Ein Mangel an der einen oder anderen Stelle kann sich dementsprechend unterschiedlich bemerkbar machen. Etwa durch Nervosität, schlechte Laune, allgemeinen Leistungsabfall oder Kopfschmerzen. Oder durch regelrechte Heißhungerattacken, die alle guten Vorsätze für den Augenblick komplett vergessen machen. Das schlechte Gewissen ist dann natürlich bereits vorprogrammiert.

Der Rückfall in den alten Trott

Zu den häufigsten Missverständnissen bei Diäten gehört es, dass die für ein paar Wochen bewiesene Disziplin keineswegs zur ewigen Glückseligkeit führt. Klar, die verlorenen Pfunde hatte man sich zuvor nicht innerhalb weniger Tage oder Wochen angefuttert. Dafür aber kontinuierlich, womit der Knackpunkt schon angesprochen wäre: Der ursprüngliche Lebenswandel und die vor der Diät gelebte Ernährungsweise hat dazu geführt, ein gewisses Übergewicht zu erreichen. Wenn man durch die Diät nicht zu einer dauerhaft veränderten und vor allem gesünderen Ernährungsweise gefunden hat, ist der berühmte Jo-Jo-Effekt bereits vorprogrammiert. Das verlorene Gewicht ist also rasch wieder auf den Hüften und der Erfolg der Diät verpufft vollkommen.

Für das Intervallfasten gilt prinzipiell das Gleiche, was auch bei anderen Diäten zutrifft: Es geht vordergründig nicht nur darum, überflüssige Pfunde zu verlieren. Noch wichtiger ist, was im Kopf passiert. Sofern hier die richtigen Schalter umgelegt werden, zeigt die Diät tatsächlich nachhaltige Erfolge. Zum Glück muss man dabei nicht zu einem Leben in kompletter Askese finden. Kulinarischer Genuss und eine Wohlfühlfigur müssen sich nicht zwangsläufig gegenseitig ausschließen.

Doch nicht jeder, der sich für eine Diät entscheidet, denkt dabei vordergründig an Figur und Gesundheit. Im Gegenteil: Viele Millionen Menschen auf der Welt betrachten das Fasten als Teil ihres kulturellen Lebens. Dieser Aspekt wird im folgenden Kapitel detaillierter beleuchtet.

Zeitleiste

Wie bereits im Kapitel „Religiöses Fasten“ beschrieben, sind Fastenkuren keine neuzeitliche Erfindung. Nicht immer wurde in früheren Zeiten streng getrennt zwischen Wissenschaft und Religion oder zwischen Körper und Geist. Trotzdem lassen sich auch die nicht-religiösen Ursprünge des (Intervall-)Fastens bis in die Antike zurückverfolgen. Die hier dargestellte Zeitleiste erhebt nicht den Anspruch der Vollständigkeit, soll aber einen gewissen Überblick zur Geschichte des (Intervall-)Fastens liefern.

Steinzeit

Natürlich gibt es aus dieser Zeit keine schriftlichen Überlieferungen, ob und ggf. welche Erkenntnisse die Menschen bezüglich des Themas Fasten hatten. Klar ist aber, dass das Nahrungsangebot an unterschiedlichen Orten und zu verschiedenen Jahreszeiten unterschiedlich üppig ausfiel. Darum mussten sich bereits unsere frühesten Vorfahren zwangsläufig mit dem Fasten beschäftigen.

Antike

Vor allem die antiken europäischen Hochkulturen kannten das Fasten nicht nur aus religiösem Antrieb. Bekannt ist in diesem Zusammenhang auch das Wirken des berühmtesten Arztes der Geschichte, Hippokrates von Kos (ca. 460 v.Chr. – ca. 370 v.Chr.), überliefert. Zugeschrieben wird ihm beispielsweise die Aussage: „Sei mäßig in allem, atme reine Luft, treibe täglich Hautpflege und Körperübung [...] und heile ein kleines Weh eher durch Fasten als durch Arznei.“ Auch empfahl er Fastenkuren als therapeutische Maßnahme bei bestimmten Erkrankungen: „Wenn die Krankheit auf ihrer Höhe ist, dann muss die knappste Nahrungszufuhr erfolgen.“Eine Sichtweise, die auch in späteren Jahrhunderten von Medizinern aufgegriffen wurde.

Mittelalter

Aus dieser Zeit ist vordergründig das Wirken der berühmten Äbtissin Hildegard von Bingen (1098 – 1179) bekannt. Doch während sie jedermann als Geistliche und Kräuterkundlerin geläufig ist, sind andere Details nicht allen Menschen bekannt.

So erkannte Hildegard von Bingen auch die positiven Auswirkungen des Fastens auf Körper und Geist. Freilich ging es ihr schon aufgrund ihres Amtes stets um das Ganzheitliche, die religiöse Komponente wurde also bewusst mit einbezogen. Hildegard empfahl generell eine maßvolle und ausgewogene Ernährung und betrachtete das Fasten als eine Reinigung von Körper und Geist. Der Mensch sollte beim Fasten zur Ruhe kommen, seine innere Mitte finden und von seinen Leiden genesen. Dazu setzte sie auf die Wirkung bestimmter Kräuter und Edelsteine.

Heute wird das „Hildegard-Fasten“ nach wie vor empfohlen und praktiziert, eine einheitliche Methode gibt es dabei aber ebenso wenig wie eine Regel zur Einhaltung bestimmter Fastenintervalle. Die moderne Medizin hat die Wirkung der von Hildegard empfohlenen Kräuter vielfach bestätigt, während sich eine etwaige Wirkung durch Edelsteine bisher allenfalls durch eine Art Placebo-Effekt erklären lässt.
*Hildegard selbst hat keine Fastenpläne geschrieben / festgelegt, aber viele inspiriert

1887

Während die Jahreszahl bekannt ist, wurde der zugehörige Name nicht überliefert. Ein russischer Arzt, der nur „Arzt von Seeland“ genannt wird, machte in diesem Jahr in Bezug auf die Gesundheitslehre Versuche mit Tauben Hühnern. Dabei fiel ihm auf, dass die Entwicklung von Hühnern maßgeblich mit den Intervallen der Fütterung zusammenhängt. Hühner, bei denen die Fütterung für einen Tag ausgesetzt wurde, entwickelten sich teilweise deutlich besser als die Tiere einer Kontrollgruppe. Seine Rückschlüsse auf eine bessere Verteilung und Verwertung von Nährstoffen konnte er mit damaligen Mitteln verständlicherweise nicht komplett belegen. Einige Quellen deuten an, dass der Arzt sich dadurch motiviert fühlte, auch Versuche an sich selbst durchzuführen. Demnach betrieb er das Intervallfasten angeblich in der Form, dass er einmal pro Woche für volle 24 Stunden auf die Nahrungsaufnahme verzichtete.

1913

Aus diesem Jahr ist bekannt, dass Sergius Morgulis, Professor für Biochemie an der Universität von Nebraska, Fasten-Experimente an Salamandern durchführte. Damals lag der Fokus besonders auf den Auswirkungen auf das Wachstum der Tiere. Leider sind keine Forschungsergebnisse bekannt geworden beziehungsweise zu ermitteln.

1945

Die Forscher Anton J. Carlson und Frederick Hoelzel führten in diesem Jahr an Ratten Versuche zum Thema (Intervall-)Fasten durch. Dabei konnten sie durch das Intervallfasten eine Verlängerung der Lebenszeit und ein geringeres Auftreten von Tumoren verzeichnen. Die damals gewonnenen Erkenntnisse bezogen sich auf ein intermittierendes Fasten nach dem 3:1-Schema, bei dem also nach drei Tagen mit normaler Nahrungsaufnahme ein Fastentag folgt.

2015

Im April dieses Jahres veröffentlichte das Deutsche Institut für Ernährungsforschung in Potsdam-Rehbrücke eine Studie, nach der intermittierendes Fasten den Energiestoffwechsel optimiert und vor Diabetes II schützt.

(http://www.dife.de/presse/pressemitteilungen/?id=1302&highlight=fasten) In dieser Studie, die mit übergewichtigen Mäusen durchgeführt wurde, hatten die Forscher vor allem den Insulinspiegel sowie die Leberfette der Tiere im Blick. Es zeigte sich, dass sogar zuvor vorhandene Insulinresistenzen überwunden, also eine Empfindlichkeit gegenüber Insulin wiederhergestellt werden konnte.

2016

Im Fachblatt Nature Medicine wurde eine Studie bekanntgegeben, die von einem Team rund um Chengcheng Zhang vom University of Texas Southwestern Medical Center in Houston durchgeführt wurde. Anhand von Mäusen wurde im Tierversuch untersucht, inwieweit das intermittierende Fasten vor einer akuten myeloischen Leukämie (AML) beziehungsweise einer akuten lymphoblastischen Leukämie (ALL) schützen kann. Während im ersten Fall keine Auswirkungen ersichtlich waren, gab es bei der ALL vielversprechende Erkenntnisse.

Religiöses Fasten als Teil des "großen Ganzen“?

Vom frühen Judentum wird seitens vieler Forscher angenommen, dass bestimmte Essensregeln (zu denen auch das Fasten gehörte) letztlich einem langfristigen Plan folgten. Noch heute kennt man bei orthodoxen Juden die Trennung von Milch- und Fleischprodukten. “Du sollst das Böcklein nicht in der Milch seiner Mutter bereiten”, heißt es da. Ein Grund für diese Regel scheint auf der Hand zu liegen: Wenn man Beides gleichzeitig verzehrt, wird man wenig später überhaupt keine Nahrung mehr haben.

Viele Fastenregeln dürften aus ähnlichen Gründen entstanden sein. Es ist sogar denkbar, dass frühe Religionsführer für sich erkannten, dass bestimmte Arten des Fastens zu einem besseren körperlichen Wohlbefinden führen können. Vielleicht trug dies schon also schon früh zur Begründung bestimmter Fastenregeln bei.

Die heute noch bekanntesten Fastenregeln sind die vierzigtägige Fastenzeit vor Ostern im Christentum sowie der islamische Fastenmonat Ramadan. Selbstverständlich darf über die religiöse Interpretation dieser Fastenregeln gerne gestritten werden, denn die absolute, allgemeingültige Wahrheit kann keine Religionsgemeinschaft für sich verbuchen. Trotzdem ist es äußerst interessant, etwas mehr über die Fastenregeln der einzelnen Religionsgemeinschaften zu erfahren.

Fasten im Judentum

Im Judentum gibt es, wie bereits erwähnt, teilweise recht strenge Ernährungs- und Fastenregeln. Diese werden von liberalen Juden zumeist lockerer ausgelegt, während sich die orthodoxen Juden hundertprozentig an diese Gesetze gebunden fühlen.
Der wichtigste Fastentag im Judentum ist Jom Kippur. An diesem Tag darf weder gegessen noch getrunken oder geraucht werden. Außerdem ist der Sex an Jom Kippur verpönt, die Menschen waschen sich nicht und arbeiten an diesem Tag auch nicht. Dieser Tag dient der religiösen Einkehr, bei der alle Sünden gesühnt werden sollen. Als zentraler Fastentag ist Jom Kippur auch vielen liberaler eingestellten Juden wichtig, während die übrigen Fastentage eine eher untergeordnete Rolle spielen.
Die weiteren Fastentage im Judentum erinnern an traurige Ereignisse in der eigenen Geschichte. Zu nennen ist hier zuerst der 9. Aw (jüdischer Sommermonat), an dem gleich mehrere Ereignisse zusammenkamen. An diesem Tag wurde zweimal der Tempel in Jerusalem zerstört (586 vor und 70 nach Christus), 135 wurde ein Aufstand gegen die Römer blutig niedergeschlagen und 1492 mussten die Juden durch den Beginn der Inquisition in Spanien das Land verlassen.
Orthodoxe Juden fasten neben den religiösen Feiertagen auch am eigenen Hochzeitstag, am Todestag der Eltern sowie monatlich am Vorabend des Neumonds.

Einerseits sind die jüdischen Fastenregeln streng (wenn man sie nicht für sich selbst liberaler auslegt), andererseits wird immer nur für einzelne Tage gefastet. Darum sind die Fastentage für die meisten Menschen vergleichsweise einfach zu überstehen.

Fasten im Christentum

Das Christentum war ursprünglich relativ streng, was Fastentage und –Zeiten betrifft. Der Mittwoch einer jeden Woche war einst ein Fastentag, weil Jesus von Judas an diesem Tag angeblich verraten wurde. Am Freitag fastete man, weil Jesus an diesem Tag am Kreuz starb. Beide Regeln sind heute weitgehend unbekannt. Dass zahlreiche Gläubige Menschen bis heute am Freitag kein Fleisch essen, ist aber ein Überbleibsel dieser Fastenvorschriften.
Bekannter ist die vorösterliche Fastenzeit, die von Aschermittwoch bis zum Ostersonntag dauert. In diesen 40 Tagen sollen gläubige Christen enthaltsam sein, Buße tun und in Gebet und Meditation die Nähe zu Gott suchen. Allerdings hat sich dieser Brauch inzwischen recht weit abgeschliffen, da die Religion in unserer Gesellschaft meist keine zentrale Rolle mehr einnimmt. Nach wie vor gibt es einige Menschen, die diese Zeit in vollständiger Askese verbringen. Eher verzichtet man aber auf den einen oder anderen Luxus, ohne sich dabei vollständig umstellen zu müssen.
Kaum noch vorstellbar ist heute, dass auch die Adventszeit einst eine Fastenzeit war. Vermutlich wurde sie zwar auch vor Jahrhunderten nicht besonders streng eingehalten. Der Weihnachtsmarktbesuch mit Glühwein, Bratapfel und gebrannten Mandeln wäre damals aber undenkbar gewesen. Heute will bekanntlich kaum noch jemand darauf verzichten und die Kirchen versuchen, diesen Wandel mitzugestalten. Etwa durch kirchliche Aktionen, Veranstaltungen und Messen, die im Rahmen des Weihnachtsmarktes stattfinden. Mit Fasten haben die allerdings in aller Regel nichts zu tun.

Fasten im Islam

Der Islam betrachtet das Fasten nach wie vor als eine seiner fünf tragenden Säulen. Der Fastenmonat Ramadan, der dem neunten Monat des islamischen Mondjahres entspricht, ist nicht nur strenggläubigen Muslimen heilig, sondern wird auch von vielen liberaleren Anhängern der Religion praktiziert. Dies bedeutet, zwischen Sonnenaufgang und –Untergang nicht zu essen, zu trinken oder zu rauchen, außerdem keinen Geschlechtsverkehr zu praktizieren. Abends wird das Fastenbrechen häufig in großen Gruppen begangen, was feierlichen und gerne auch fröhlichen Charakter hat. Muslime betonen daher auch den gemeinschaftsfördernden Sinn des Fastenmonats.

Da das Mondjahr nicht deckungsgleich mit dem Sonnenjahr ist, verschiebt sich der Zeitraum des Ramadan Jahr für Jahr um einige Tage. Dies trägt vor allem in den Ländern, in denen die Sommertage deutlich länger sind als die Wintertage, zu einem Gerechtigkeitsgefühl bei. Denn so ändert sich die Zahl der täglichen Fastenstunden im Ramadan in jedem Jahr.
Im Islam ist aber auch an all jene gedacht, die aus gesundheitlichen oder anderen Gründen nicht fasten können. Diese Menschen sind dann verpflichtet, Almosen an die Armen zu geben.

Langzeitfasten und die damit verbundene Problematik

Vor allem durch die religiös vorgegebenen Regeln wird der Begriff „Fasten" hierzulande zumeist automatisch mit dem Langzeitfasten gleichgesetzt. Manch einer denkt dabei womöglich über seinen Vorsatz nach, zwischen Aschermittwoch und Ostern keine Schokolade zu naschen oder auf den Kauf neuer Kleidung zu verzichten. Dies sind allerdings moderne Formen und sehr freie Interpretationen des Fastens, die mit körperlichem wie geistigem Wohlbefinden und einer schlanken Silhouette allenfalls indirekt zu tun haben. Für die meisten Menschen bedeutet Fasten aber, tatsächlich komplett auf die Nahrung zu verzichten. Und es gibt wirklich Menschen, die das bis zu 42 Tage schaffen, also die komplette christliche Fastenzeit hindurch.

Menschen, die sich das Langzeitfasten vorgenommen haben, üben ihren Verzicht fast immer aus religiösen Gründen. Ohne die religiösen Aspekte wenigstens mit in die Rechnung einzubeziehen, ist das Langzeitfasten auch kaum durchzuhalten. Denn selbstverständlich laufen durch den kompletten Verzicht auf Nahrung körperliche wie psychische Prozesse ab, die dem Menschen extrem zusetzen können. Stimmungsschwankungen, Müdigkeit und Konzentrationsschwäche sind oft beschriebene Begleiterscheinungen beim Langzeitfasten. Das Langzeitfasten ist damit nicht nur für den Fastenden selbst, sondern auch für dessen persönliches Umfeld eine Herausforderung. Manchmal vielleicht sogar eine Zumutung.

Für die meisten Menschen, die sich nicht emotional komplett auf das Langzeitfasten vorbereiten und dementsprechend einstellen konnten, bedeutet es einfach nur eine Quälerei. Naheliegend, dass nur ein relativ kleiner Teil der Fastenden bis zum Ende durchhält.

Diejenigen, die ihr Ziel aber wirklich erreichen, sprechen vom Fasten als eine wunderbare Erfahrung. Oft heißt es dann, dass in Körper, Geist und Seele eine Harmonie eingekehrt sei, wie man sie zuvor nicht gekannt hätte.
Generell raten Mediziner dazu, dass man sich vor dem Langzeitfasten auf Herz und Nieren untersuchen lassen und die Fastenkur idealerweise ärztlich begleitend durchführen solle.

Was ist eigentlich Heilfasten?

Vermutlich ist das Heilfasten fast so alt wie das (freiwillige) Fasten selbst. Bereits Hildegard von Bingen wusste um die heilende Wirkung des Fastens, trotzdem wird die berühmte Ordensfrau nur selten damit in Verbindung gebracht. Wenn heute vom Heilfasten die Rede ist, gilt der Arzt Otto Buchinger (1878 – 1966) als dessen geistiger Vater. Dieser kam durch eine eigene Erkrankung auf die Methode des Heilfastens: Im Jahr 1917 erkrankte der junge Arzt an einer Mandelentzündung, die aufgrund der noch nicht entdeckten Antibiotika nicht vollständig ausheilen konnte. Eine Folgeerscheinung war bei Buchinger eine rheumatische Arthritis. Um diese zu kurieren, unterzog er sich in einer Art Selbstversuch einer dreiwöchigen Fastenkur bei einem Kollegen. Tatsächlich erreichte er durch das Fasten eine erhebliche Linderung, möglicherweise sogar Heilung seiner Symptome. Damit hatte Otto Buchinger sein Lebensthema gefunden. Fortan befasste er sich intensiv mit naturheilkundlichen Verfahren und studierte alle Schriften zum Thema Fasten, die er in die Hände bekam. Seine Studien und Erfahrungen motivierten ihn bald darauf dazu, eine eigene Fastenklinik zu gründen. Sein Buch „Das Heilfasten und seine Hilfsmethoden“ erschien erstmalig im Jahre 1935 und gilt bis heute als Standardwerk.

Buchinger ging davon aus, dass der Körper durch das Heilfasten seine Selbstheilungskräfte aktiviert. Erstmalig ist in diesem Zusammenhang auch von der „Entschlackung“ die Rede. Damit löste Buchinger (ob nun beabsichtigt oder zufällig) eine bis heute kontrovers geführte Debatte unter Medizinern und Forschern aus. Gängige Lehrmeinung ist nach wie vor, dass sich der menschliche Körper fortwährend selbst entschlacke, dafür also keine Fastenkuren notwendig seien. Trotzdem erkennen auch die konventionell arbeitenden Schulmediziner die positive Wirkung des Heilfastens an.

Heute stützt sich das Heilfasten zwar nach wie vor auf Otto Buchinger, wird aber höchst unterschiedlich interpretiert. Buchinger selbst fastete damals drei Wochen lang, meist werden jedoch Fastenkuren von 5 bis 7 Tagen empfohlen. In dieser Zeit muss der Fastende viel trinken, wobei die aufgenommene Flüssigkeit auch teilweise aus Obst- oder Gemüsesäften und Honig bestehen darf. Eine ebenfalls tragende Säule beim Heilfasten ist die komplette Darmentleerung, wozu in der Regel Bitter- oder Glaubersalz eingenommen wird.

Wie bereits angedeutet, gibt es bezüglich des Heilfastens eine kontroverse Debatte zwischen den Fachleuten. Dementsprechend unterschiedlich stehen die Mediziner der Methode des Heilfastens als unterstützende Maßnahme bei der Behandlung diverser Erkrankungen gegenüber. Der kleinste gemeinsame Nenner ist dabei: Das Heilfasten nützt in aller Regel mehr, als es schaden kann. Häufig kennen die Ärzte ihre Patienten außerdem so gut, dass sie die Erfolgsaussichten beim Heilfasten weitgehend einschätzen können. Ein Patient, der den Arzt selbst auf das Heilfasten anspricht, wird schon aus mentalen Gründen besser auf das Heilfasten eingestellt sein als ein notorischer Skeptiker.
Generell spricht sich die Ärzteschaft klar dagegen aus, im Heilfasten ein Allheilmittel zu sehen, das alternativ zu den üblichen Medikamenten oder Behandlungsmethoden verordnet werden könnte.

Als unterstützende Maßnahme halten es aber selbst die eher skeptischen Ärzte für ein probates Mittel. Bei besonders schweren Erkrankungen gilt es aber als fahrlässig, sein Heil alleine im Fasten zu suchen. Und sterbenskranke Patienten, die schulmedizinisch betrachtet als auskuriert gelten, erleben beim Heilfasten nur in extrem seltenen Fällen eine Wunderheilung. Allerdings werden tatsächlich einige wenige Fälle so beschrieben.

Die meisten Menschen, die Heilfasten betreiben, leiden jedoch nicht an schweren Erkrankungen. Sie betrachten das Heilfasten eher als eine Art Verjüngungskur für Körper und Geist. Dies ermöglicht freilich eine gewisse Flexibilität, was den Zeitraum des Heilfastens betrifft. Und da das Heilfasten zu körperlichem wie emotionalem Stress führen kann, raten Fachleute für das Heilfasten zu einer Auszeit vom Alltag. Wer gerade das Maximum seiner Konzentrationsfähigkeit, Kreativität und Energie für seinen Alltag benötigt, der tut sich mit dem Heilfasten in diesem Moment definitiv keinen Gefallen.

Exkurs: Die Säulen der Selbstheilungskräfte Bewegung und Ernährung

Jeder Mensch besitzt Selbstheilungskräfte, die meist eher im Verborgenen schlummern. Bemerkbar machen sie sich meistens erst, wenn man an einer mehr oder weniger schwerwiegenden Erkrankung leidet. Vergleichsstudien zeigen in solchen Fällen, dass bereits der Placebo-Effekt diese Selbstheilungskräfte aktivieren kann: Wenn Patienten, die bestimmte Symptome aufweisen, anstelle eines Medikaments nur wirkstofflose Placebos verabreicht bekommen, so lässt sich trotzdem eine heilende Wirkung feststellen. Manchmal ist diese sogar ebenso groß wie die eines „echten" Medikaments. Hierzu gibt es zahlreiche Studien, in denen die Teilnehmer in mehrere Gruppen unterteilt werden. Dabei bekommen einige Patienten bestimmte Medikamente verschrieben, andere erhalten lediglich Placebos.
Die Placebo-Wirkung kann sogar dann auftreten, wenn ein Patient über die Wirkungslosigkeit eines Präparats informiert wurde. Vermutlich handelt es sich dabei um einen Selbstschutz des menschlichen Organismus', um Notsituationen überstehen zu können. Gerade in Kriegs- und Krisengebieten müssen bis heute zahlreiche Mediziner in diese Trickkiste greifen, weil sie die eigentlich notwendigen Präparate schlicht nicht zur Verfügung haben.

Selbstheilungskräfte rücken in zunehmendem Maße aber auch in den Fokus der Wissenschaft, wenn es um reine Prävention geht. Dabei wird davon ausgegangen, dass zahlreiche Erkrankungen vermeidbar sind, wenn die Selbstheilungskräfte bereits im Vorfeld aktiv sind.

Natürlich müssen an dieser Stelle die meisten Infektionskrankheiten ausgenommen werden, wenn der Körper die eingedrungenen Keime oder Viren nicht kennt und er für die Bekämpfung kein Notfallprogramm aktivieren kann. Bei den bereits erwähnten Zivilisationserkrankungen sind die Selbstheilungskräfte zwar auch in Zukunft nicht das einzige Mittel, um wieder gesund zu werden. Jedoch gelten sie als geradezu unverzichtbar, um gar nicht erst an diesen zu erkranken.

Um die Selbstheilungskräfte zu trainieren und aktiv zu halten, hat die Wissenschaft zwei Grundpfeiler identifiziert, an deren Standfestigkeit wirklich jeder Mensch arbeiten kann.
Körperliche Bewegung wird schon seit der Antike als essenziell betrachtet, um den menschlichen Organismus fit und gesund zu halten. Auch die weiteren Zusammenhänge sind längst bekannt: „Ein gesunder Geist wohnt in einem gesunden Körper“, so wusste bereits der altrömische Dichter Juvenal. Zwar will uns der innere Schweinehund am liebsten am Sofa festketten, doch die Quittung kommt dann fast automatisch. Etwa durch Rücken- und Gliederschmerzen und eine diffuse, aber kaum zu ignorierende Müdigkeit. Wer sich jedoch körperlich bewegt, wird dafür in mehrfacher Hinsicht belohnt. Einerseits baut man seine Muskeln auf, trainiert Geschicklichkeit und Reaktionsvermögen und bekämpft vorhandene Fettpölsterchen aktiv.

Während des Sportprogramms schüttet der Körper außerdem Hormone aus, die ein besonderes Glücksgefühl erzeugen. Sport sorgt also für eine körperliche Erschöpfung, die aber mit einem positiven Gefühl einhergeht. Kein Wunder, dass zahlreiche Sportler während und nach ihrer körperlichen Aktivität von einem Rauschzustand sprechen, wie er sonst durch Drogenkonsum hervorgerufen wird. Nur eben ohne Risiken und Nebenwirkungen. Drittens bekämpft man während des Sports bereits aktiv etwaige Krankheiten, bevor sich diese überhaupt bemerkbar machen. Ein Teil dieses Effekts lässt sich auf die durch den Sport unterstützte Verbesserung des Immunsystems zurückführen.

Die darüber hinaus aktivierten Selbstheilungskräfte lassen sich bisher nicht in Zahlen, Daten und Fakten ausdrücken. Dass dies trotzdem zutrifft, lässt sich an zahllosen Studien und Beobachtungen festmachen.
Wie genau das eigene Sport- und Fitnessprogramm aussieht, kann freilich jeder für sich entscheiden. Immerhin ist es abhängig von der persönlichen Situation, vom Wohnort, der eigenen körperlichen und seelischen Verfassung, der Fitness im Allgemeinen sowie natürlich den individuellen Vorlieben und Interessen. Im Fitness-Studio kann man sich einen individuellen Trainingsplan erstellen lassen, außerdem gibt es eine wachsende Zahl freier Sport- und Fitnesscoaches.

Ebenso wichtig, wenn nicht sogar noch wichtiger ist die Ernährung. Man muss kein Ernährungsexperte sein, um zu wissen, dass man hier wesentliche Weichen für seine Gesundheit stellen kann. „Jedes Pfund geht durch den Mund“, so sagt es der Volksmund zu Recht. Und mittlerweile hat man auch die Nährstoffe ziemlich gut identifiziert, die man möglichst nur in geringen Mengen konsumieren sollte. Zucker steht hier bei allen Experten ganz weit oben auf der Liste, da er dem Körper meist mehr Energie liefert, als dieser im Moment benötigt. Was überschüssig ist, lagert der Organismus daher in Fettdepots ein – die dann den berühmt-berüchtigten Rettungsring um Bauch und Hüften bilden. Auch Weizenmehl, das vor allem aus kurzkettigen, also zuckerähnlichen Kohlenhydraten besteht, gilt als potenzieller Dickmacher.
Darüber hinaus gibt es unterschiedliche Philosophien, die sich teilweise sogar widersprechen. Fast alle Fachleute sind sich aber einig, dass mit gesättigten Fettsäuren (insbesondere mit tierischen Fetten) eher sparsam umgegangen werden sollte. Dagegen gelten viele ungesättigte Fette, etwa Raps-, Oliven- oder Leinöl, als gesund und dürfen demnach auch in großen Mengen verzehrt werden. Ähnlich sieht es mit vitamin- und ballaststoffreicher Kost aus: Gemüse, Kartoffeln und Vollkorngetreide dürfen weit oben auf dem Speisezettel stehen.

Sowohl zum Sport als auch zur Ernährung ist zu sagen, dass die angesprochenen Aspekte nicht zwangsläufig mit einer Diät einhergehen müssen. Wer sich nicht für das Intervallfasten entscheidet, dafür aber verstärkt auf ausreichend viel Bewegung und eine möglichst gesunde Ernährung achtet, der tut sich damit unterm Strich auch etwas Gutes.

Intervallfasten in Abgrenzung zum Heilfasten: So kann man Zivilisationskrankheiten den Kampf ansagen

Nachdem die Schulmedizin dem Intervallfasten viele Jahre lang recht kritisch gegenüberstand (wenn auch nicht ganz so kritisch wie bei vielen anderen Fastenkuren), so erkennt man auch hier mittlerweile die Vorteile dieser Ernährungsform.
Denn auch Skeptiker können an klaren Zahlen erkennen, dass Heilfastende generell weniger von typischen Zivilisationskrankheiten betroffen sind. Dies sind vor allem Herz-Kreislauf-Erkrankungen, Diabetes Typ 2, Rheuma und diverse Autoimmunerkrankungen. Aber auch Demenzerkrankungen, bestimmte Krebsarten, Depressionen und Krankheiten, die den Bewegungsapparat betreffen, werden häufig zu den Zivilisationskrankheiten gezählt. Konkrete Ursachen lassen sich meist nur schwer bestimmen. Auch die Ärzte zeichnen hier ein eher diffuses Bild, in dem Stress, Schlaf- und Bewegungsmangel, Umweltgifte und Fehlernährung eine Rolle zu spielen scheinen.
Medikamente und Operationen bekämpfen dabei allenfalls die Symptome, greifen aber nicht nach den Ursachen. Wenn der gesamte Organismus aus dem Gleichgewicht gekommen ist, müsste prinzipiell das gesamte Leben umgestellt werden, um wieder gesund zu werden. Dies ist vielen Menschen allenfalls eingeschränkt möglich, denn Faktoren wie das eigene Umfeld oder die Arbeitsstelle lassen einem meist nicht so viel Freiheit und Flexibilität, wie dafür notwendig wäre. Es gibt aber ein paar Stellen, an denen jeder ansetzen kann, um wieder zu Gesundheit und Wohlbefinden zu kommen.

Dabei ist es vollkommen egal, ob man eine Dreizimmerwohnung in Berlin-Marzahn oder ein Reetdachhaus hinterm Nordseedeich bewohnt.
Im Gegensatz zum Heilfasten, bei dem man sich in der Regel in tage- oder gar wochenlangem Verzicht üben muss, gibt es beim Intervallfasten, je nach Methodik, immer nur einzelne Fastentage oder einen bestimmten täglichen Zeitraum, an dem keine Nahrung aufgenommen werden sollte. Dies ist deutlich alltagstauglicher, beinhaltet aber dennoch einige positive Aspekte des Heilfastens.

Welche Methoden des Intervallfastens gibt es?

Intervallfasten ist die flexibelste Diät, die man sich vorstellen kann. Darum passt das Wort „Diät“ hier auch wirklich am besten, denn eigentlich bedeutet es nichts Anderes als „Lebensweise“. Doch während wir bei anderen Diäten wohl nie auf die Idee kämen, sie wirklich dauerhaft durchzuziehen, also wirklich zu einer Lebensweise zu machen, ist dies beim Intervallfasten durchaus möglich. Vielleicht nicht von heute auf morgen, denn der Körper braucht Zeit für die Umgewöhnung. Der besondere Vorteil beim Intervallfasten liegt aber vor allem darin, dass es im Prinzip ohne echte Verbote auskommt. Bei allen Formen geht es vor allem um die Zeit, in der gefastet, also auf Nahrung und kalorienhaltige Getränke verzichtet werden soll. Man muss sich aber nicht mühsam durch eine tage- oder gar wochenlange Zeit der Entbehrung quälen, an deren Ende dann ein Festmahl wartet. Hier darf das Festmahl schon nach Stunden, je nach Art des Intervallfastens spätestens am übernächsten Tag wieder genossen werden. Aktiver kann man dem Jojo-Effekt also nicht vorbeugen, denn der Körper ist nie so ausgehungert, dass er nach dem Fasten nach Bergen von Kalorien giert, womöglich noch in besonders ungesunder Form. Das Essen von Speisen, die man wirklich gerne isst, bleibt beim Intervallfasten Normalität und verkommt nicht zu einer Belohnung für die Zeit des Fastens.

Wichtig: Fachleute weisen darauf hin, dass man das Intervallfasten nicht so verstehen darf: Nach einer Phase der Entbehrung folgt eine, in der hemmungslos geschlemmt werden darf. Zwar ist die eine oder andere kulinarische Sünde erlaubt und sogar willkommen, da keine Form des Intervallfastens als Selbstkasteiung verstanden werden soll.

Trotzdem ist ein dauerhafter Fettabbau und die damit einhergehende Fitness nur zu erreichen, wenn man auf eine vollwertige, möglichst gesunde Ernährung achtet. Schön ist natürlich, dass dabei keine Sonderregeln zu beachten sind. Was allgemein als gesunde Ernährung bezeichnet wird (viel Gemüse und vollwertiges Getreide, allerdings wenig Weißmehl, Zucker und tierische Fette), ist auch beim Intervallfasten zutreffend.

Alternierendes Fasten

Nach einem Fastentag folgt ein Tag, an dem normal gegessen wird

Man muss nicht lange nachdenken, um diese Methode des Intervallfastens als problematisch zu erkennen. Es gehört schon eine ganze Menge an Disziplin dazu, wirklich jeden zweiten Tag auf Nahrung zu verzichten. Zudem machen einem hier die bereits an anderer Stelle erwähnten äußeren Faktoren oft genug einen Strich durch die Rechnung. Denn gerade dann steht an einem Fastentag die Weihnachtsfeier der Firma oder die Hochzeit des besten Freundes auf dem Kalender.

Schon muss man sich entscheiden: Will man als Spielverderber in Erscheinung treten, der die Kalorienaufnahme konsequent verweigert und damit auch jede Form der Geselligkeit zunichtemacht? Oder will man lieber seinen eigenen Plan über den Haufen werfen und dem inneren Schweinehund damit signalisieren, dass Ausnahmen von der selbstauferlegten Regel durchaus möglich sind?
Einige Experten nennen eine Variante, die das alternierende Fasten erleichtern soll: Am Fastentag wird nicht hundertprozentig gefastet, aber die Kalorienaufnahme drastisch reduziert. Insgesamt sollte sie nicht mehr als 500 Kalorien betragen.

Ob dies eine noch größere Quälerei bedeutet als ein kompletter Verzicht auf Nahrung, muss natürlich jeder Fastende für sich selbst herausfinden.

5:2 Methode

An fünf Tagen in der Woche isst man normal, an zwei Tagen wird gefastet

Diese Methode kann auch als Light-Variante des alternierenden Fastens verstanden werden. Hier darf allerdings an fünf Tagen pro Woche normal gegessen werden, während an zwei Tagen gefastet wird. Dabei kann freilich selbst ausgewählt werden, um welche Tage es sich handelt. Ratsam ist, die Fastentage mit dem eigenen Wochenplan abzustimmen. Wer am Wochenende oft und gerne mit Familie und Freunden etwas unternimmt, tut sich mit dem Fasten am Samstag oder Sonntag sicher keinen Gefallen. Aber womöglich hat man innerhalb der Arbeitswoche Tage, an denen es meist etwas ruhiger ist und auch selten besondere Zusatztermine anstehen. Dann können diese Tage recht gut zu Fastentagen deklariert werden.

16:8 Methode

Täglich darf innerhalb von acht Stunden normal gegessen werden, die übrigen 16 Stunden wird gefastet

Diese Methode ist generell die einfachste des Intervallfastens, daher wird sie von namhaften Experten wie Dr. Petra Bracht und Dr. Eckart von Hirschhausen besonders empfohlen.

Auch die Umstellung von der ursprünglichen Ernährungsweise auf das 16:8-Intervallfasten ist vergleichsweise einfach: Während wir normalerweise an drei tägliche Hauptmahlzeiten, also Frühstück, Mittagessen und Abendbrot gewöhnt sind, wird bei dieser Form des Intervallfastens auf Frühstück oder Abendessen verzichtet. Schon ist der tägliche Zeitraum, an dem man keine Nahrung zu sich nimmt, ausreichend lang.
Ob hier womöglich auch das Geheimnis der Mittelmeeranwohner zu finden ist? Bekanntlich sind dort überdurchschnittlich viele Menschen gesund und fit bis in ein hohes Alter, obwohl gerade das (meist recht spät eingenommene) Abendessen gerne kalorienreich ausfällt.

Dafür spielt aber das Frühstück oft kaum eine Rolle oder besteht nur aus einem Glas Wasser und einem Espresso. Fakt ist jedenfalls, dass viele Komponenten der mediterranen Küche sehr gesund sind und sich hervorragend in das 16:8-Intervallfasten einbauen lassen. Vor allem Gemüse, Fisch und Olivenöl sind unverzichtbare Komponenten, um schmackhafte mediterrane Menüs zu zaubern. Und niemand verbietet es einem Fastenden, sich seinen Lebenswandel nach einem gesunden, mediterranen Vorbild zu gestalten.
Der tägliche Verzicht hält sich dann in Grenzen: Klar, auch in französischen Bäckereien kann man morgens bereits duftende Croissants und köstliche Marmeladen bekommen. Der Gedanke an ein so leckeres wie gesundes Abendessen kann einem aber dabei helfen, dem Essensdrang nachzugeben. Und ab und zu darf es, so man denn beim 16:8-Intervallfasten tatsächlich auf das Frühstück verzichtet, auch am Nachmittag ein Stück Kuchen oder ein Croissant sein. Denn innerhalb der „Essensphase“ sind kleine Sünden erlaubt. Sofern sie tatsächlich klein bleiben und nicht zur Regelmäßigkeit werden.

Gibt es beim Intervallfasten Risiken und Nebenwirkungen?

Bei jeder Ernährungsform und jeder Art von Diät gilt, dass sie nicht für 100% aller Menschen gleichermaßen wirksam ist. Darum ist auch beim Intervallfasten die oberste Regel: Nur, wenn man sich gut dabei fühlt, ist das Intervallfasten die richtige Methode. Natürlich soll dies keine Aufforderung sein, das Intervallfasten nach drei Tagen wieder abzubrechen, denn der Körper braucht eine gewisse Zeit, um sich auf die neue Ernährungsweise einzustellen. Allerdings darf das Intervallfasten nicht zu einer Art der Selbstkasteiung werden, die man qualvoll über Wochen und Monate durchzieht.

Wirkliche Nebenwirkungen sind beim Intervallfasten kaum bekannt, allerdings treten durchaus Symptome auf, die man auch bei anderen Formen der Ernährungsumstellung und der Abgewöhnung beziehungsweise Umgewöhnung von Gewohnheiten kennt. Genau wie ein Raucher, der sich die Sucht nach dem Glimmstängel abgewöhnen will, können auch Intervallfastende zumindest in der Anfangszeit leichter reizbar sein. Auch Müdigkeit und Konzentrationsschwäche sind übliche Symptome, die aber in aller Regel nach einer gewissen Eingewöhnungsphase wieder verschwinden. Letztgenannte Symptome kehren sich innerhalb dieser Zeit meist sogar ins Gegenteil um, viele Intervallfastende berichten also zumindest mittelfristig von einer Zunahme ihrer Leistungsfähigkeit.

Auch scheint das Intervallfasten bei den unterschiedlichen Geschlechtern nicht im gleichen Maße anzuschlagen.

Beobachtungen zeigen, dass sich die positiven Effekte bei Männern insgesamt stärker bemerkbar machen, wobei dies natürlich keine Einzelfälle berücksichtigt. Es gibt also auch Männer, denen das Intervallfasten nicht guttut und Frauen, die von der Methode absolut überzeugt sind. Die Beobachtungen bei den Geschlechtergruppen insgesamt führen Experten auf die unterschiedlichen Hormone von Männern und Frauen zurück. Auch an anderer Stelle erweisen sich Männer aus hormonellen Gründen oftmals als stressresistenter, was sich natürlich auch auf eine Ernährungsumstellung positiv auswirken kann. Hinzu kommt, dass Männer gerne planvoll vorgehen und von einer Diät keine Wunder erwarten. Gerade bei Gesundheitsfragen sind es eher die Frauen, die zu viel auf einmal erwarten und durch die Viel-hilf-viel-Methode manchmal über das Ziel hinausschießen. Die verschiedenen, hier beschriebenen Formen des Intervallfastens sind aber bereits sehr ausgeklügelt und es macht keinen Sinn, die benannten Fastenzeiten zu verlängern.

Viele Risiken und Nebenwirkungen zeigen sich aber auch einfach durch die Selbstbeobachtung im Verlaufe des Fastens. Zwar ist es nur für bestimmte Risikogruppen erforderlich, das Intervallfasten komplett ärztlich begleiten zu lassen, also bereits vor dem Beginn der Fastenkur ein ausführliches Gespräch mit dem behandelnden Arzt zu führen. Wer aber beim Fasten bestimmte negative Veränderungen an sich feststellt, seien sie körperlicher oder psychischer Natur, der sollte zeitnah ein Beratungsgespräch mit einem Mediziner vereinbaren.

Je nach Art und Intensität der auftretenden Beschwerden ist es sinnvoll, schon vorher das Intervallfasten abzubrechen. Am besten geschieht dies natürlich behutsam, denn auch dies ist schließlich wieder eine Umstellung für Körper und Geist. Übrigens ist es auch für das Gespräch mit einem Experten am besten, wenn man sich beim Intervallfasten an eine der klassischen Strukturen gehalten hat. Denn die sind den Medizinern selbstverständlich bekannt, was eine Diagnose und eine eventuelle Therapie unter Umständen deutlich erleichtern kann.

Für wen ist das Intervallfasten ungeeignet?

Während die beschriebenen Risiken und Nebenwirkungen theoretisch auf jeden Menschen zutreffen können, ohne dass sie sich zuvor erkennen ließen, sollten sich einige Menschen generell nicht für das Intervallfasten entscheiden.

Intervallfasten ist **ungeeignet** für:

- Schwangere Frauen,
- Kinder und Jugendliche,
- stark untergewichtige Menschen sowie
- Typ-I-Diabetiker

Menschen, die stark übergewichtig sind oder an einer chronischen Erkrankung leiden, sollten sich vor Beginn des Intervallfastens unbedingt ärztlich beraten lassen.

Ähnlich verhält es sich bei einer vorliegenden Drogen-, Alkohol- oder Nikotinsucht. In diesen Fällen ist das Intervallfasten fast immer unproblematisch, eventuell bestehen aber dennoch gewisse Risiken, die für den Laien so nicht zu erkennen sind. Wie bereits beschrieben, kann das Intervallfasten bei bestimmten Erkrankungen aber sogar den Krankheitsverlauf abmildern oder zu einer vollständigen Genesung führen.

Wann ist der richtige Zeitpunkt, um mit dem Intervallfasten zu beginnen?

Viele Ratgeber beantworten diese Frage mit einem einzigen Wort: Jederzeit. Allerdings greift dies doch etwas zu kurz, denn die eigenen Lebensumstände oder auch der Kalender können einem den Beginn des Intervallfastens zusätzlich erschweren. Natürlich lassen sich nicht alle Eventualitäten zu einhundert Prozent einplanen, dafür kann man jedoch bestimmte Risikofaktoren bedenken.

Ist in Kürze ein Urlaub geplant?

Kaum jemand hat großen Spaß daran, sich im Urlaub strengen Essensregeln zu unterwerfen. Eher im Gegenteil: Oft gibt es im Hotel bereits morgens ein imposantes Frühstücksbuffet, im Laufe des Tages locken überall regionale Köstlichkeiten und abends darf dann erneut im Hotel geschlemmt werden. Kaum jemand könnte unter diesen Umständen sein Fastenprogramm locker und mit einem Lächeln durchziehen.

Stehen irgendwelche Feierlichkeiten im Terminkalender?

Auch das sind Gelegenheiten, bei denen viel und gut gegessen wird. Sicher wird es einem niemand übelnehmen, wenn man sich für eine etwas kleinere Portion entscheidet. Der Satz „Nein danke, ich faste gerade" könnte aber womöglich sogar als Beleidigung aufgefasst werden. Auch, wenn man lediglich auf eine Mahlzeit des Tages verzichtet.

Das Weihnachtsfest steht vor der Tür?

Wie bereits angedeutet, war die Adventszeit einst eine christliche Fastenzeit, auch wenn sie meist weniger streng ausgelegt wurde als die 40tägige Fastenzeit vor Ostern. Mittlerweile käme freilich kaum noch jemand auf die Idee, vor Weihnachten zu fasten, denn überall locken süße Köstlichkeiten. Auch wer nicht auf den Weihnachtsmarkt geht, kann sich den anstehenden Advents- und Weihnachtsfeiern kaum entziehen. Auch dadurch wird es schwer, bestimmte Fastenzeiten einzuhalten.

Stress zu Hause oder im Job?

Wer diese Frage mit „Immer" beantworten kann, sollte sie freilich nicht als Ausrede nutzen, um nicht mit dem Intervallfasten zu beginnen. Aber es gibt natürlich auch Phasen, in denen es aus unterschiedlichsten Gründen stressiger zugeht als gewöhnlich.

Da ist eine gravierende Umstellung der Lebens- und Ernährungsgewohnheiten natürlich das letzte, was man gebrauchen kann.

Also ist jeder Zeitpunkt falsch? Nein:

Wer wirklich Intervallfasten will, der findet dafür auch den richtigen Starttermin. Mit den obigen Fragen sollte lediglich der Finger in die Wunden gelegt werden, die sich bei (fast) jedem Menschen auftun können. Es ist also sinnvoll, sich mit diesen Fragestellungen offen und ehrlich zu beschäftigen. Selbstverständlich darf dies nicht zu einer Suche nach einer triftigen Ausrede verkommen.

Tipps für den Start des Intervallfastens?

Ein paar Tage freinehmen

Am besten funktioniert das Intervallfasten, wenn man sich bewusst darauf einlässt. Dafür braucht es einen freien Kopf und eine möglichst weitgehende Entschleunigung des Alltags. Ein paar arbeitsfreie Tage können dafür sehr hilfreich sein. Eventuell verbunden mit einem entspannten Kurztrip ans Meer oder in die Berge.

Langsam herantasten

Rom wurde bekanntlich nicht an einem Tag erbaut. Auch beim Intervallfasten kann man sich langsam an den Rhythmus herantasten. Vor allem die 16:8-Methode bietet gute Möglichkeiten, die Fastenstunden kontinuierlich auf 16 Stunden auszudehnen. Wenn dieses Herantasten eine gewisse Zeit in Anspruch nimmt, dann ist das natürlich kein Beinbruch. Hektik ist kein guter Ratgeber!

Bewusster genießen

Das Intervallfasten bietet sich perfekt an, um den eigenen Speiseplan zu überdenken. Zwar kommt diese Diät ohne Verbote aus, doch dadurch werden die generell als bedenklich eingestuften Lebensmittel nicht gesünder. Nun hat man die Gelegenheit, über die gesundheitlichen Aspekte der eigenen Ernährung nachzudenken. Wobei der Genuss natürlich ebenfalls eine Rolle spielen sollte: Wenn man seltener und unter dem Strich weniger isst, darf man sich ruhig auch so manche Leckerei gönnen. Die muss ja nicht zwingend ungesund sein ...

Essen und Trinken während der Fastenzeit

Wie bereits erwähnt, folgen vor allem religiöse Fastenzeiten besonders strengen Ritualen. Im Ramadan dürfen Muslime von Sonnenaufgang bis –Untergang weder essen noch trinken oder rauchen. Wobei, je nach Jahreszeit, das Trinkverbot die härteste Herausforderung ist. Denn sogar reines Wasser fällt unter diese Regel.

Beim Intervallfasten sieht es freilich ganz anders aus. Getrunken werden soll auch während der Fastentage oder –Stunden, allerdings sollte es sich um weitgehend kalorienfreie Getränke handeln. Empfehlenswerte Getränke sind

Leitungs- oder Mineralwasser
Natürlich aromatisiertes Wasser (z.B. mit Orangen- oder Zitronenscheiben oder einem Minzzweig)
Tee (ungesüßt)
Kaffee (ungesüßt)
Gemüsebrühe (bitte nicht zu salzig!)

Mit künstlichen Süßstoffen versetzte Softdrinks hingegen gelten als nicht vorteilhaft. Zwar enthalten diese oftmals keine Kalorien, trotzdem können sie den Stoffwechsel ungünstig beeinflussen. Während der Essensphase dürfen diese Getränke allerdings auf dem Speiseplan stehen.

Je nach Art des Intervallfastens darf auch in den Fastenzeiten gegessen werden, allerdings nur in deutlich reduziertem Maße.

Wer tageweise fastet, kann an den Fastentagen bis zu 500 Kalorien zu sich nehmen, ohne damit den Effekt des Intervallfastens zunichte zu machen. Es versteht sich von selbst, dass diese 500 Kalorien nicht in Form von Schokoriegeln oder Kartoffelchips konsumiert werden sollten, sondern am besten aus gesunder, leicht verdaulicher Kost bestehen. Ein reichhaltiger Salat mit Hähnchenbrustfilet ist ein gutes Beispiel für eine solche Fastenmahlzeit. Wenn man bedenkt, dass 200 Gramm Hähnchenbrust gerade einmal 150 Kalorien haben, kann die Fastenspeise dann sogar erstaunlich groß ausfallen.

Übrigens: Das menschliche Sättigungsgefühl hängt maßgeblich mit der Art des Kauens zusammen. Wer seine Nahrung eher herunterschlingt, als sie mit den Zähnen fein zu zerkleinern, der isst unter dem Strich deutlich mehr, bis das Sättigungsgefühl eintritt. Gerade das Intervallfasten beziehungsweise die hier angesprochenen Fastenspeisen bieten sich optimal dafür an, das Kauen wieder etwas bewusster zu betreiben. Denn wenn es nicht mehr als 500 Kalorien gibt, sollte man diese besonders gut auskosten.

Intervallfasten und Sport: Zwei Seiten einer Medaille

Sport ist gesund und hält fit. Körperliche Bewegung kann aber auch, wie im Kapitel „Selbstheilungskräfte“ beschrieben, bei bestimmten Erkrankungen maßgeblich zur Genesung beitragen. Dabei steht auch nicht die Frage im Mittelpunkt, zu welchem Zeitpunkt welche Art von Sport betrieben wird.

Im Hinblick auf das Intervallfasten ist es aber generell am effektivsten, das Sportprogramm auf die Fastenzeiten zu legen. Denn während jeder Mensch das ungute Gefühl kennt, sich gleich nach dem Essen körperlich bewegen zu müssen, fällt einem die Bewegung auf nüchternen Magen normalerweise nicht sonderlich schwer. Wer nicht an Kreislaufproblemen oder einer Stoffwechselstörung wie Diabetes leidet, kann grundsätzlich in nüchternem Zustand trainieren, sofern auf eine ausreichende Flüssigkeitszufuhr geachtet wird. Beobachtungen zeigen, dass die regelmäßige, nüchterne Bewegung viele körperliche Vorgänge begünstigt, die beim Intervallfasten gewünscht sind. So wird die Verbrennung von Körperfett, die während der Fastenstunden aktiv ist, durch den erhöhten Energiebedarf beim Sport zusätzlich unterstützt. Im besten Falle erreicht die Fettverbrennung jetzt ein Mehrfaches des Wertes, der nach einem guten Essen festgestellt werden kann. Man kann hier also vom „Aktiven Abnehmen“ sprechen.

Besonders gut zeigen sich die Vorteile des Nüchterntrainings dann, wenn man es zum Ersatzprogramm für ein Frühstück werden lässt. Auch mit einem moderaten Training kann der Körper vom nächtlichen Ruhezustand auf die aktive Tagesphase umgestellt werden. Dabei verbessert sich das Blutbild insgesamt, aber im Besonderen im Hinblick auf die Blutfettwerte. Auf längere Sicht zeigt sich auch eine insgesamt verbesserte Ausdauer.

Welche Sportarten eignen sich am besten beim Intervallfasten?

Natürlich sind es generell die Ausdauersportarten, die an dieser Stelle genannt werden können. Klassische Beispiele dafür sind Joggen, Radfahren oder Schwimmen. Aber auch ein moderates Fitness- oder Gerätetraining bietet sich optimal an.
Inwiefern Sportarten zu empfehlen sind, bei denen der Körper zumindest phasenweise eine Hochleistung abrufen muss, ist individuell verschieden. Einige Experten halten dabei einen erhöhten Blutzuckerspiegel für notwendig, da der im Bedarfsfall wie ein Turbo wirken kann. Es gibt erwiesenermaßen aber auch zahlreiche Menschen, die auch ohne den durch die Nahrung erhöhten Blutzuckerspiegel ausreichend viele Energiereserven abrufen können. Eine gewisse Vorsicht geboten ist bei Extremsportarten oder körperlicher Bewegung, die eine besonders gute mentale Konzentration erforderlich macht. Denn ein niedriger Blutzuckerspiegel bedeutet nachweislich auch eine geringere Konzentrationsfähigkeit.

Die ist aber bei Sportarten wie Skifahren, Inlineskating, Klettern oder Windsurfen geradezu überlebenswichtig.

Wichtig ist vor allem: Der Sport soll kein notwendiges Übel sein, sondern richtig Spaß machen. So viel Spaß, dass er nicht nach kurzer Zeit wieder aufgegeben, sondern dauerhaft betrieben wird. Darum bieten sich natürlich hauptsächlich jene Sportarten an, die prinzipiell immer, überall, bei jedem Wetter und zu jeder Jahreszeit betrieben werden können. Also lieber das ganze Jahr hindurch mehrmals pro Woche joggen gehen als im Winter Ski zu fahren und in den anderen Jahreszeiten auf Sport zu verzichten.

Wie das Fasten Körper und Geist verändert

Ganz gleich, ob man nun aus religiösen oder gesundheitlichen Gründen fastet: In der Zeit des Fastens geschehen Veränderungen von Körper und Geist, die in früheren Zeiten nicht wirklich erklärt werden konnten. Mittlerweile lassen sie sich wissenschaftlich belegen. Und auch die Fachleute waren sehr fasziniert, welche Vorgänge sie bei fastenden Menschen ermessen konnten.

Autophagozytose = Recycling von Abfallstoffen in den Zellen

Die Autophagozytose beziehungsweise Autophagiebezeichnet die Selbstverdauung und das Recycling von Zellbestandteilen und in den Zellen entstehenden Abfallstoffen. Dieser Vorgang ist ein natürlicher Prozess im Körper, der generell auch ohne das Fasten funktioniert. Mit zunehmendem Lebensalter allerdings immer schlechter, was zum Beispiel das Entstehen von Tumoren begünstigen kann. Es wurde jedoch festgestellt, dass man durch Intervallfasten diesen Reinigungsvorgang zusätzlich unterstützen kann, ganz unabhängig vom Lebensalter. Nach etwa 12 Stunden des Fastens greift der Körper verstärkt auf die Abfälle zurück, um diese quasi in neues, erstklassiges Baumaterial umzuwandeln. Dafür verantwortlich sind bestimmte Verdauungsenzyme.
Durch diese Entdeckung, die dem Japaner YoshinoriOhsumi im Jahr 2016 den Nobelpreis in Medizin einbrachte, konnte nun schlüssig erklärt werden, warum beim Fasten nahezu keine Muskelmasse abgebaut wird.

Fettabbau durch Ketone

Für ein weiteres biochemisches Wunder sind die Ketone verantwortlich. Diese Fettsäuremoleküle haben eine ganz zentrale Aufgabe, wenn es um das Abnehmen geht. Denn sie entstehen beim Abbau von Fettpölsterchen und ermöglichen es dem menschlichen Körper, aus diesen Fetten Energie zu gewinnen. Generell fällt es dem Körper deutlich leichter, für die Energiegewinnung auf Kohlenhydrate zurückzugreifen, die bei der täglichen Ernährung normalerweise auch in großen Mengen zugeführt werden. Genau hier liegt aber das Problem. Denn wenn man den Körper ständig mit Mengen an Treibstoff versorgt, die mehr als ausreichend sind, so scheint es schlicht keinen Sinn zu machen, für die Energiegewinnung auf Fettreserven zuzugreifen.

Mittlerweile konnte aber festgestellt werden, dass der Abbau von Fettreserven nach rund 12 Stunden des Fastens beginnt. Fasziniert stellten die Forscher fest, dass der Körper die vorhandenen Lagerstätten unterschiedlich bewertet und auch nicht gleichmäßig abbaut. Fettpolster am Po oder der weiblichen Brust sind so etwas wie die eiserne Reserve, die erst kurz vor dem Hungertod angegangen wird. Das Bauchfett hingegen, das von den meisten Menschen vor allem optisch als störend empfunden und von Medizinern sogar als gefährlich eingestuft wird, ist ein vergleichsweise leicht zugängliches Lager. Mit etwas Unterstützung durch das (Intervall-)Fasten lassen sich hier sogar bereits in kurzer Zeit positive Veränderungen feststellen. Diese Veränderungen lassen sich natürlich im Spiegel bewundern, sorgen sie doch für eine schönere Figur, ein verbessertes Körpergefühl und mehr Selbstbewusstsein. Die inneren Vorgänge sind aber eigentlich noch interessanter. Denn das Bauchfett ist mitverantwortlich für Herz-Kreislauf-Erkrankungen, Diabetes Typ 2 und entzündliche Prozesse innerhalb des Körpers.

Verantwortlich dafür sind die vom Bauchfett ausgeschütteten Zykotine, bei denen es sich um entzündungsverursachende Botenstoffe handelt. Gleichzeitig sorgt das Bauchfett für die Produktion bestimmter Hemmstoffe, die eine natürliche Auflösung von Blutgerinnseln unterbinden. So können diese schlimmstenfalls auf gefäßverstopfende Größe anwachsen und zu lebensbedrohlichen Embolien oder Infarkten führen. Indirekt wird dem Bauchfett auch eine krebsbegünstigende Wirkung zugeschrieben, wenngleich diese Zusammenhänge von der Wissenschaft noch nicht komplett durchleuchtet wurden.

Deutlicher verstanden wird der Zusammenhang von Bauchfett und dem natürlichen Sättigungsgefühl nach dem Essen. Eigentlich meldet das Hormon Leptin dem Gehirn nach einer bestimmten Menge der Nahrungsaufnahme: „Bitte nicht weiteressen, ich bin satt." Durch ein im Übermaß vorhandenes Bauchfett wird die Wirkung dieses Hormons unterdrückt, darum können dicke Menschen oft Massen an Kalorien in sich hineinschaufeln. Freilich handelt es sich um Kalorien, die in dieser Menge nicht benötigt werden und den Teufelskreis am Laufen halten.

Während es als erwiesen gilt, dass die Ketokörper vorhandenes Körperfett in benötigte Energie umwandeln, ist der Umgang mit dieser Erkenntnis in der Forschergemeinde ein strittiges Thema. Es gibt einige ernstzunehmende Wissenschaftler, die für eine ketogene Diät eintreten. Dies bedeutet eine gravierende Umstellung der Ernährung, die bei der ketogenen Ernährungsweise hauptsächlich aus Fetten und Proteinen, jedoch kaum aus Kohlenhydraten bestehen soll.

Gerne wird dabei auch darauf hingewiesen, dass Patienten mit bestimmten Krankheitssymptomen (etwa speziellen Formen von Epilepsie) durch die ketogene Ernährungsweise deutliche Linderung erfahren – selbst dann, wenn auch starke Medikamente keine oder wenig Wirkung zeigen.

Die Gemeinde der Kritiker ist allerdings aus guten Gründen deutlich größer.

Sie weisen darauf hin, dass die rein ketogene Ernährungsweise lediglich ein Notfallprogramm darstellt, das nie für den normalen Alltagsgebrauch bestimmt war. Die ketogene Diät, oft auch Steinzeit-Diät genannt, kann auf die Dauer sogar regelrecht gefährlich sein. So wird vor allem auf die Übersäuerung des Körpers hingewiesen, die insbesondere durch den Konsum von Fleisch und tierischen Fetten massiv angekurbelt wird. Die Nieren schaffen es kaum noch, das Übermaß an entstehenden Säuren abzutransportieren (werden also permanent höchsten Belastungen ausgesetzt), ein Teil der Säuren wird trotzdem zusätzlich über die Lunge abgeatmet. Auch dies ist eigentlich ein Notfallprogramm, doch Anhänger einer No-Carb-Diät fallen im Prinzip dauerhaft durch einen schlechten Atem auf. Hier ist der Notfall dann zum Regelfall geworden, was auf die Dauer nicht gutgehen kann.

Damit sind allerdings noch nicht alle Risiken und Nebenwirkungen der ketogenen Ernährung beschrieben. Da den Knochen durch die chronische Übersäuerung Kalzium entzogen wird, besteht eine erhöhte Gefahr zu Knochenbrüchen und Osteoporose.

Beim Intervallfasten lassen sich die Vorteile der Ketogene optimal nutzen, ohne die hier beschriebenen Risiken und Nebenwirkungen einer rein ketogenen Ernährungsweise in Kauf nehmen zu müssen.

Krebshemmende Wirkung

Kommen wir noch einmal zur krebshemmenden Wirkung des Intervallfastens. Hier konnte unter anderem Im Tierversuch gezeigt werden, dass das Wachstum von Krebszellen durch das Intervallfasten gebremst werden kann. An der Berliner Charité wurde nach diesen Erkenntnissen eine Studie mit 34 Frauen durchgeführt, die an Brust- oder Eierstockkrebs erkrankt waren. Hier zeigte sich durch das Intervallfasten nicht nur eine krebshemmende Wirkung, sondern auch eine bessere Verträglichkeit der Chemotherapie.

Wissenschaftlich fundierte Erkenntnisse zu diesem Phänomen stehen bisher noch aus, doch einige Erklärungsansätze erscheinen den Experten in die richtige Richtung zu gehen. So scheinen gesunde Körperzellen während des Fastens eine Art Passivzustand einzunehmen, während Krebszellen weiter aktiv bleiben und wachsen. So machen sie sich aber auch angreifbar für die bei der Chemotherapie gezielt eingesetzten Substanzen, während die gesunden Zellen quasi in Deckung gegangen sind. Erwiesen ist außerdem, dass Krebszellen für ihre Aktivität vor allem kurzkettige Kohlenhydrate als Energielieferant benötigen. Also vor allem Zucker, aber auch Weißmehlprodukte. Die eigentlich auf Wachstum programmierten Tumorzellen finden im Blut während der Fastenperioden keinen oder nur sehr wenig Zucker vor, wodurch die Zellen mit der Zeit ausgehungert werden können. Allerdings sieht die ernstzunehmende Wissenschaft darin lediglich einen unterstützenden Effekt in der Krebstherapie, jedoch keine Alternative zu Operation, Bestrahlung oder Chemotherapie.

Einfluss auf den Insulinspiegel

Ein besonderer Fokus beim Intervallfasten liegt auf dem Insulin. Die meisten Menschen kennen Proteohormon vor allem dadurch, dass es sich Diabetiker bekanntlich durch Spritzen von außen zuführen müssen. Diese Notwendigkeit ergibt sich aus der Tatsache, dass der menschliche Körper Insulin zur Verdauung von Kohlenhydraten benötigt. Ausgeschüttet wird es von der Bauchspeicheldrüse – und zwar ganz nach dem aktuellen Bedarf. Diabetiker haben dementsprechend darauf zu achten, im richtigen Moment die richtige Dosis Insulin zu spritzen, um keine gefährliche Über- oder Unterzuckerung zu erleiden.

Wird der Körper durch das Intervallfasten aber daran gewöhnt, zumindest zeitweise auf die Fettverdauung umzusteigen, entlastet dies die Bauchspeicheldrüse. Im Laufe der Zeit entwickelt sich auch eine erhöhte Insulinsensitivität. Mit anderen Worten: Die für die Verdauung einer bestimmten Menge an Kohlenhydraten notwendige Menge an Insulin nimmt durch das Intervallfasten ab.

Interessant ist in diesem Zusammenhang auch das Hormon Glukagon. Während das Insulin dazu beitragen kann, große Mengen an durch Nahrung zugeführter Energie in Form von Körperfetten einzulagern, sorgt das Glukagon quasi für den Transport in die Gegenrichtung. Das Glukagon ist also maßgeblich für den Fettabbau während des Intervallfastens mitverantwortlich – und das ist ja bekanntlich ein durchaus erwünschter Effekt dieser ernährungsform.

Wirkung auf die Darmflora

Die Darmflora wird durch das Intervallfasten besonders unterstützt. Verantwortlich dafür sind wieder mehrere Aspekte, die beim Intervallfasten zusammenwirken. Vor allem der Ruhezustand der Verdauungsorgane erlaubt auch den Darmbakterien eine Erholungs- und Regenerationsphase. Hier lässt sich beobachten, dass sich die gesunden Darmbakterien rasch vermehren, während die Zahl der krankmachenden auf ein Minimum gedrückt wird. Hier zeigt sich, dass die 16:8-Regel (16 Stunden täglich fasten, 8 Stunden essen) der Darmflora besonders guttut. Bei anderen Rhythmen des Intervallfastens lässt sich dieser Effekt aber ebenfalls feststellen.

Wirkung auf das Gehirn

Das Gehirn profitiert ebenfalls vom Intervallfasten. Denn gerade die menschliche Schaltzentrale ist abhängig von der Art und den Intervallen der Nahrungsaufnahme. „Du bist, was du isst!“ bezieht sich natürlich auch auf das Aussehen und das körperliche Wohlbefinden insgesamt. Doch das Gehirn ist maßgeblich für die Eigenschaften verantwortlich, die einen Menschen ausmachen. Verantwortlich dafür sind Hormone, deren Spiegel durch das Intervallfasten beeinflusst wird. Die im Tierversuch mit Mäusen festgestellten positiven Auswirkungen auf Krankheitsverläufe von Alzheimer und anderen Formen der Demenz konnten bislang noch nicht schlüssig erklärt werden. Auch ist es unklar, inwieweit sich diese Beobachtungen auf den Menschen übertragen lassen. Trotzdem liegt die Vermutung nahe, dass auch betroffene Menschen vom Intervallfasten profitieren können. Womöglich kann man den genannten Krankheiten auf diese Weise sogar effektiv vorbeugen.
Zugeschrieben werden diese Effekte vor allem dem Protein BDNF („Brain-derivedneurotrophicfactor“), das nach einer mindestens zwölfstündigen Fastenzeit freigesetzt wird. Dieses Protein bildet einen natürlichen Schutz für die Nervenzellen.
Des Weiteren müssen hier noch einmal die durch das intermittierende Fasten erzeugten Ketone erwähnt werden, die das absolute Lieblingsfutter des Gehirns darstellen. Selbst die Glukose, die vor allem in Form von Traubenzucker ein wahrer Energiebooster sein soll, ist hinter den Ketonen nur die zweite Wahl. Nachweislich haben diese Ketone auch eine positive Auswirkung auf die Nervenverbindungen des Gehirns, insbesondere des Hippocampus‘. Damit sorgen die Ketone dafür, dass Menschen besser lernen und sich viele Dinge leichter merken können.

Anti-Aging

Intervallfasten ist Anti-Aging von innen. Der italo-amerikanische Gerontologe Valter Longo hat erstaunliche Entdeckungen im Blut von Fastenden gemacht. So sinkt während der Fastenperiode die Zahl der weißen Blutkörperchen, was auf das Recycling alter Immunzellen zurückzuführen ist. Gleichzeitig werden neue dieser Zellen gebildet, wodurch das Immunsystem deutlich unterstützt wird. Dieser Erneuerungsmechanismus ist dem Menschen eigentlich bereits in die Wiege gelegt und funktioniert auch ohne Fasten. Allerdings schwächt er sich mit zunehmendem Altem ab, weshalb betagtere Menschen meist anfälliger für Erkrankungen sind. Durch das regelmäßige Fasten lässt sich der hier ablesbare Alterungsprozess zwar nicht komplett aufhalten. Allerdings wird er deutlich verlangsamt. Hilfreich ist dabei auch die Senkung eines von Valter Longos Team identifiziertes Enzym mit Namen Proteinkinase A (PKA). So ist es für den Körper leichter, die Selbsterneuerung der Stammzellen zu aktivieren. All dies führt zu einer verbesserten Gesundheit und einer verlängerten Lebensdauer.
Und eigentlich dürfte es jedem klar sein: Durch das Auftragen bestimmter Cremes lässt sich das Aussehen kosmetisch verändern, in einigen Fällen ist auch eine medizinische Wirkung auf die Haut nachweisbar. Aber die Haut ist natürlich nicht das einzige Organ, das einem Alterungsprozess unterworfen ist. Besser ist es doch, den gesamten Organismus zu einer Runderneuerung anzuregen.

Schnellcheck Intervallfasten

An dieser Stelle gibt es die wichtigsten Fragen rund um das Intervallfasten noch einmal auf einen Blick.

Wirkt sich das Intervallfasten auf das Wohlbefinden aus?

Ja – und zwar positiv. Völlegefühl und Verdauungsbeschwerden gehören bald der Vergangenheit an, der Blutdruck normalisiert sich und das Immunsystem wird gestärkt. Womit freilich nur ein Teil der positiven Wirkung beschrieben wäre.

Ist regelmäßige Bewegung als Ergänzung wichtig?

Körperliche Bewegung ist wichtig, um gesund und fit zu bleiben. Beim Intervallfasten zeigt sich, dass regelmäßiger Sport wie ein Turbo wirkt, der das Fasten noch deutlich effektiver macht.

Für wen eignet sich das Intervallfasten?

Generell wird Intervallfasten nur für Kinder, Jugendliche und Schwangere nicht empfohlen, da das Risiko einer Unterversorgung mit bestimmten Nährstoffen besteht. Darüber hinaus eignet es sich für alle Menschen. Chronisch oder akut Erkrankte sollten sich vor Beginn des Intervallfastens aber mit ihrem Arzt beraten.

Ist vor dem Beginn eine Rücksprache mit einem Mediziner notwendig?

Sofern man gesund ist und beim Intervallfasten auf eine ausgewogene, vollwertige Ernährungsweise achtet, braucht man sich weder im Vorfeld noch während des Intervallfastens mit einem Mediziner abzusprechen.

Woran erkenne ich die für mich ideale Form?

Die Ideale Art des Intervallfastens ist stets abhängig von den individuellen Lebensumständen. Am einfachsten funktioniert das Intervallfasten nach der 16:8-Methode, bei der nach 16 Fastenstunden innerhalb der folgenden 8 Stunden gegessen werden darf. In der Regel genügt es hierbei, entweder auf das Frühstück oder das Abendessen zu verzichten.

Mit welchen Ernährungsarten funktioniert es am besten?

Wie bei fast jeder Diät gilt, dass die aufgenommene Nahrung möglichst gesund, vitaminreich und vor allem ausgewogen sein sollte. Einige Experten empfehlen eine vegetarische beziehungsweise vegane Ernährungsweise. Alternativ eignet sich auch die abwechslungsreiche Mittelmeerküche perfekt.

Gibt es Lebensmittel, die unbedingt tabu sind?

Im Gegensatz zu anderen Diäten kommt das Intervallfasten ohne Verbote aus, sofern man die Fastenzeiten einhält. Dass man es mit ungesunden Kalorienbomben wie Sahnetorte oder Pommes Frites nicht übertreiben sollte, versteht sich von selbst.

Was passiert, wenn ich einmal notgedrungen „aus dem Programm falle“?

Ein wesentliches Merkmal des Intervallfastens ist die Tatsache, dass sich nach 12 Stunden des Fastens Ketogene bilden, die für den Abbau von körpereigenen Fettdepots sorgen. Bei der Unterbrechung des Fastens bleibt dieser Vorgang aus, bis man in den Fastenmodus zurückkehrt. Die positiven Effekte machen also Pause, wirklich negative Auswirkungen gibt es aber nicht.

Wie lange dauert es, bis ich die ersten Erfolge sehe?

Gut Ding will Weile haben, darum braucht man auch beim Intervallfasten etwas Geduld. Doch schon nach ein paar Tagen zeigt die Waage weniger Körpergewicht an.

Das Intervallfasten tut mir gut. Kann ich es als dauerhaftes Ernährungsprogramm etablieren?

Eindeutig ja. Da das Intervallfasten nur eine Umgewöhnung, aber keine echte Einschränkung bedeutet, eignet es sich wie keine andere Diät als dauerhafte Ernährungsweise. Die positive Wirkung des Intervallfastens bleibt nicht auf einen kurzen Zeitraum beschränkt und der Jojo-Effekt wird verhindert.

Die empfohlenen Fastenzeiten sind mir zu lang. Bin ich daran gebunden?

Keine Panik! Auch wenn Experten bestimmte Zeitpläne empfehlen, nach denen man sich richten sollte, so darf man hier dennoch etwas flexibler sein. Beispiel 16:8-Fasten: Einige positive Wirkungen des Fastens machen sich bereits nach 12 Stunden bemerkbar. Darum gilt als Faustregel: „Möglichst lang und ohne Zwang."

Meine Lebensumstände haben sich verändert. Kann ich mein Fastenprogramm wechseln?

Ja, das ist kein Problem. Die Zeiten des Fastens und der Nahrungsaufnahme lassen sich problemlos und ohne gesundheitliche Risiken anpassen.

Mittelmeerküche / Mittelmeerdiät

Das Mittelmeer übt auf uns Deutsche eine geradezu magische Anziehungskraft aus. Kein Wunder, treffen wir dort doch auf wunderschöne Landschaften, eine vielfältige Kultur mit jahrtausendealter Geschichte und gastfreundliche, aufgeschlossene Menschen. Auch klimatisch scheinen die Länder rund um das Mittelmeer geradezu gesegnet zu sein, wenn man es vom oftmals nasskalten Mitteleuropa aus betrachtet. Natürlich wird niemand so naiv sein, die damit einhergehenden Probleme zu ignorieren. Viele Gegenden haben beispielsweise mit sommerlicher Trockenheit zu kämpfen, die schlimmstenfalls sogar eine Rationierung des Trinkwassers notwendig macht.

Insgesamt hat man sich aber recht gut mit den klimatischen Bedingungen arrangiert, was selbstverständlich auch auf die Natur selbst zutrifft. Trotz der erwähnten Trockenheit gibt es hier eine so üppige wie abwechslungsreiche Vegetation, die auch prägend ist für die Mittelmeerküche. Obst und Gemüse gibt es in Hülle und Fülle das ganze Jahr hindurch, außerdem ist das Mittelmeer selbst eine Speisekammer der besonderen Art. Darum spielt frischer Fisch bei den Mittelmeeranrainern traditionell eine mindestens ebenso wichtige Rolle wie Fleisch.

Und ganz gleich, ob man eher die türkische, griechische, italienische, französische oder spanische Küche bevorzugt oder seine Lieblingsaromen an der Südseite des Mittelmeeres findet: (Fast) immer handelt es sich nicht nur um leckere, sondern auch sehr gesunde Speisen.

Darum liegt im nun folgenden Rezeptteil auch ein besonderer Fokus auf den Küchen aus der Mittelmeerregion. Außerdem handelt es sich bei den ausgewählten Rezepten um vergleichsweise einfach nachzukochende Gerichte, die geschmacklich trotzdem überzeugen.
Auffällig ist dabei, dass es sich kaum um Gerichte handelt, die man von einem klassischen Diät-Kochbuch erwarten würde. Doch genau daran zeigen sich wieder die Vorzüge des Intervallfastens. Denn im Gegensatz zu anderen Diäten geht es hier nicht um wirklichen Verzicht. Genuss ist ausdrücklich erlaubt und erleichtert die Umstellung der eigenen Essgewohnheiten ungemein.
Insgesamt wird beim Intervallfasten von zwei Mahlzeiten pro Tag ausgegangen. Dabei ist es natürlich sinnvoll, entweder das Mittag- oder das Abendessen zur Hauptmahlzeit zu deklarieren und die Rezepte dementsprechend auszuwählen. Dies dürfte auch in der alltäglichen Umsetzung am einfachsten umzusetzen sein, denn so kann man die Zeiten für das Kochen mit dem übrigen Tagesplan abstimmen.

Salat und Gemüse

Salat und Gemüse sollen bekanntlich die Basis einer gesunden Ernährung bilden. Dass dies nicht einfach nur gesund, sondern abwechslungsreich und lecker ist, beweisen die hier vorgeschlagenen Rezepte. Natürlich ist es, je nach eigenen Vorlieben und der Verfügbarkeit, auch möglich, die Gerichte ein wenig zu ergänzen beziehungsweise abzuwandeln.

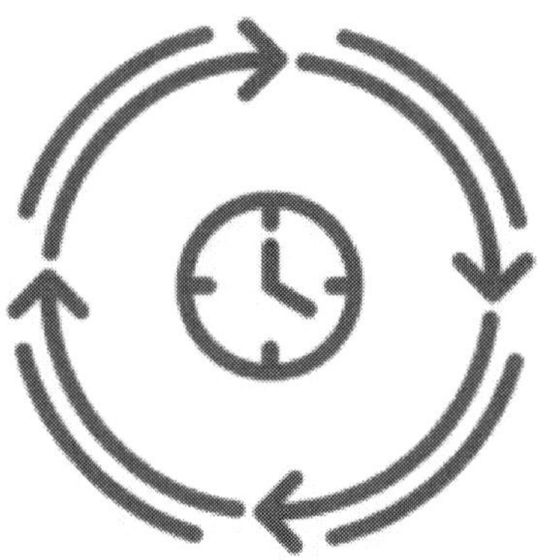

1) “Bohnen, Feta und Garnelen“

Kohlenhydrate: 16 g | Protein: 29 g | Fett: 28 g (9 g gesättigte Fettsäuren) | Kalorien: 428

Zutaten für 4 Portionen:

500 g dicke Bohnen aus der Tiefkühlung | 200 g Feta | 200 g Garnelen, gekocht und geschält | 1 große Zitrone | 1 Knoblauchzehe | 2 – 3 Zweige frische Minze | 6 EL Olivenöl | Salz | schwarzer Pfeffer

Zubereitung:

1. Für die dicken Bohnen einen Topf mit 1 Liter Wasser aufsetzen und dieses zum Kochen bringen. Sobald es kocht, die Bohnen und einen Minzzweig in das Wasser füllen und innerhalb von 6 Minuten gar köcheln lassen. Abgießen, etwas abwaschen und anschließend in einem Durchschlag abtropfen lassen.

2. Den gewürfelten Feta und die Garnelen zusammen in eine Schüssel füllen.

3. Jetzt das Dressing herstellen. Dafür die Zitrone auspressen und 2 EL des Safts und 2 EL des Olivenöls miteinander vermengen. Den Knoblauch mittels Presse dazugeben. Alles einmal umrühren.

4. Die restlichen Minzzweige ebenfalls waschen, abtrocknen abzupfen, fein hacken und in die Öl-Zitronensaft-Knoblauch-Mischung geben. Salzen und pfeffern.

5. Zum Schluss die Bohnen dazu füllen und alles gründlich miteinander vermengen. Mit einer in Spalten geschnittenen Zitronenhälfte dekorieren.

Notizen:

____

____

____

2) "Brokkoli-Auflauf mit Blumenkohl"

Kohlenhydrate: 16 g | Protein: 20 g | Fett: 16 g (6 g gesättigte Fettsäuren) | Kalorien: 286

Zutaten für 4 Portionen:

jeweils 500 g Blumenkohl- und Brokkoliröschen, gewaschen | jeweils 50 g Greyerzer und Parmigiano Reggiano oder GranaPadano, fein gerieben | 5 Knoblauchzehen, geschält und in dünne Streifen geschnitten | 1 grüne Chilischote, gewaschen, entkernt und möglichst fein gehackt | 3 EL Paniermehl | 2 EL Kapern | 2 EL Olivenöl | 2 – 3 EL grüne Pfefferkörner, eingelegt | Salz | schwarzer Pfeffer

Zubereitung:

1. Die Grillfunktion des Backofens aktivieren, gleichzeitig Wasser für die Blumenkohl- und Brokkoliröschen aufsetzen und kochen lassen.

2. Das Olivenöl in einer Pfanne (Wok) mit Deckeln auf Temperatur bringen. Anschließend beide Kohlröschen-Sorten sowie die Knoblauchstreifen und die Chiliwürfel einfüllen. Mit Salz und Pfeffer anreichern.

3. Das gewürzte Gemüse mit 150 ml kochendem Wasser aufgießen und alles bei hoher Temperatur für 4 – 5 Minuten garen. In der Zwischenzeit einmal umrühren.

4. Die Käsespäne mit dem Paniermehl vermengen.

5. Das Gemüse mit den Kapern und den Pfefferkörnern anreichen. Die Mischung gründlich vermengen und in eine möglichst flache, auf jeden Fall feuerfeste Form füllen.

6. Den Käse über die Mischung streuen und die Form solange unter dem Grill lassen, bis der Käse geschmolzen und der Belag leicht knusprig geworden ist.

7. Sofort auf vorgewärmte Teller geben und möglichst heiß genießen.

Notizen:

3) "Caesar'sSalad"

Kohlenhydrate: 27 g | Protein: 18 g | Fett: 39 g (9 g gesättigte Fettsäuren) | Kalorien: 523

Zutaten für 4 Portionen:

2 Romanasalat-Köpfe | 5 dicke Weißbrotscheiben | 8 Anchovisfilets | 1 großes Ei | 1 Zitrone | 80 g Parmigianoreggiano oder GranaPadano, jeweils gehobelt | Salz | schwarzer Pfeffer

Zubereitung:

1. Als Erstes den Salat putzen und die äußeren Blätter entfernen. Danach waschen, die einzelnen Blätter trocknen und in eine Schüssel füllen.

2. Die Kruste vom Weißbrot abtrennen, anschließend die einzelnen Scheiben würfeln (circa 1 Zentimeter große Würfel).

3. In einer Pfanne das Erdnussöl und 2 EL des Olivenöls vermengen und erhitzen. Den geschälten Knoblauch mittels Presse in die Pfanne geben und das Brot in der Öl-Knoblauch-Mischung knusprig ausbraten. Auf einen Teller mit Küchenpapier geben und etwas entfetten.

4. Das Ei hart kochen, pellen, in grobe Stücke hacken und zur Seite stellen. Die Anchovis ebenfalls grob schneiden und zunächst aufheben.

5. Nun die Zitrone auspressen. 2 EL des dabei aufgefangenen Safts mit den verbliebenen 6 EL Olivenöl mischen. Salzen und pfeffern.

6. Das so entstandene Dressing über die Salatblätter gießen. Anchovis, Eierstücke und Brot-Croutons hinzufügen und sorgfältig vermischen. Vor dem Servieren noch einmal gut durchrühren und mit Parmesanhobeln bestreuen.

Notizen:

____

____

____

4) "Couscous mit Gemüse-Beilage"

Kohlenhydrate: 95 g | Protein: 20 g | Fett: 17 g (3 g gesättigte Fettsäuren) | Kalorien: 600

Zutaten für 4 Portionen:

125 g Couscous | 100 g Kichererbsen, aus der Dose | 60 feine Erbsen, aus der Tiefkühlung | 50 Aprikosen, getrocknet und klein gehackt | 2 Zweige Koriander | 2 kleine Möhren, geschält, in 1 Zentimeter große Stücke gewürfelt | 1 kleine Zwiebel, geschält und fein gehackt | 1 Pastinake, geschält, in 1 Zentimeter große Stücke gewürfelt | ½ kleine Kohlrübe, geschält, in 1 Zentimeter große Stücke gewürfelt | 1 EL Butter | 1 EL Olivenöl | ½ TL Ingwer, gemahlen | ½ TL Zimt, gemahlen | jeweils 1 Prise Cayennepfeffer sowie Kurkuma | Salz | schwarzer Pfeffer | ein paar Safranfäden, sofern gewünscht

Zubereitung:

1. Einen Topf aufsetzen und ¼ Liter Wasser zum Kochen bringen. Zeitgleich die Butter und das Olivenöl in einen großen, ofenfesten Topf geben und dort erhitzen. Die Zwiebelstückchen dazu geben und bei geringer Temperatur weich werden lassen.

2. Möhren-, Pastinaken- und Kohlrübenwürfel zur Märe geben. Alles mit Ingwer, Zimt, Cayennepfeffer und Kurkuma, Safran (sofern gewünscht), Salz sowie Pfeffer abschmecken.

3. Danach die zerkleinerten Aprikosen sowie die Erbsen in die Mischung geben.

4. Anschließend die Kichererbsen abwaschen, ablaufen lassen. Ebenfalls in den Topf geben und alles mit 300 Millilitern heißem Wasser auffüllen.

5. Die Gemüsemischung aufkochen, die Temperatur reduzieren und für 15 Minuten abgedeckt leicht vor sich hin köcheln lassen.

6. Den Couscous in den Wassertopf mit dem kochenden Wasser füllen, vorsichtig unterrühren. Dann den Topf vom Herd holen und ebenfalls abgedeckt aufquellen lassen.

7. Jetzt die Korianderzweige abwaschen, abtropfen lassen und die Blättchen abzupfen.

8. Sobald das Gemüse gar ist, den Couscous auf die Teller verteilen, dabei noch einmal durchlockern und etwas abschmecken. Das Gemüse ebenfalls bei Bedarf noch einmal nachwürzen und auf die Teller geben. Die beim Kochen entstandene Brühe als Soße nach Bedarf darüber schöpfen.

9. Mit Koriander garniert servieren.

Notizen:

___

___

___

5) “Gebratener Gemüsereis“

Kohlenhydrate: 73 g | Protein: 44 g | Fett: 33 g (6 g gesättigte Fettsäuren) | Kalorien: 792

Zutaten für 4 Portionen:

300g Langkornreis (beispielsweise Basmati) | 250 g Rückenspeck, ohne Schwarte | 250 g Garnelen, gekocht und geschält | 200 g Bohnensprossen, gewaschen und abgetropft | 150g feine Erbsen, tiefgekühlt | 8 Frühlingszwiebeln, geputzt und in feine Streifen geschnitten | 4 Eier | 3 mittelgroße Möhren, geschält und gewürfelt | 2 Knoblauchzehen | 4 EL Sake oder Sherry, trocken | 4 EL Mirin, alternativ 1 EL Honig | 4 EL Sojasoße | 3 EL Pflanzenöl | 2 EL Sesamöl, dunkel

Zubereitung:

1. Wasser in einem Topf bis zum Kochen erhitzen. Den Reis mit etwas Salz in das Wasser füllen und mit ½ EL Pflanzenöl anreichern. Die Temperatur drosseln, den Topf mithilfe eines Deckels verschließen und den Reis in 10 – 15 Minuten gar ziehen lassen.

2. Derweil 1 EL des Pflanzenöls in einer großen Bratpfanne (Wok) auf Temperatur bringen. Alle Eier in einer Schüssel etwas verquirlen und dann bei mittlerer Hitze in der Pfanne zu

möglichst dünnen Omelettes fertig backen. Aus der Pfanne nehmen und auf einem Teller bei Seite stellen.

3. Nun den Speck in feine Streifen schneiden und zusammen mit 1 ½ EL des Öls bei mittlerer Temperatur knusprig werden lassen. Die Möhren dazugeben und bei etwas niedrigerer Hitze alles weiterbraten.

4. Jetzt die Mischung um die Frühlingszwiebel-Streifen und die Erbsen sowie die Bohnensprossen ergänzen. Den Knoblauch schälen und dazu pressen.

5. Die Hitze erhöhen und alle Zutaten für eine Minute braten. Die Garnelen in die Mischung rühren, einen kurzen Moment weitergaren lassen.

6. Die Mischung aufteilen und die zweite Hälfte in eine neue Pfanne füllen, in der sie weitergebraten wird. Dieser Vorgang hat den Vorteil, dass der nun kleinere Pfanneninhalt wirklich gebraten und nicht nur gedämpft wird.

7. Den Reis abgießen, das Omelette in feine Streifen zerteilen und diese Komponenten jeweils auf beide Pfannen aufteilen.

8. Für die Soße sowohl Sojasoße als auch Sake, Mirin und Sesamöl gleichmäßig miteinander vermengen. Auf den Inhalt der beiden Pfannen gießen.

9. Soße und Bratgut gut verrühren und die Hitze noch einmal stark steigern. 5 Minuten braten, bis alle Flüssigkeit verdampft. Auf vorgewärmte Teller füllen und möglichst heiß auf den Tisch bringen.

Notizen:

____

____

____

6) “Gekühlte Gurkensuppe“

Kohlenhydrate: 6,5 g | Protein: 10 g | Fett: 19 g (11 g gesättigte Fettsäuren) | Kalorien: 235

Zutaten für 4 Portionen:

1 große Salatgurke | 4 größere und einige kleinere Zweige Minze | 500g Naturjogurt | 150 ml Schlagsahne | 2 EL Weißweinessig | Salz | schwarzer Pfeffer

Zubereitung:

1. Vor der Zubereitung der Suppe vier Suppenteller kühl bis kaltstellen.

2. Anschließend die Gurke gründlich waschen, trockenreiben und mithilfe einer Reibe in eine Schüssel reiben. Die Späne sollten dabei vergleichsweise grob sein.

3. Die Minze ebenfalls waschen, trocknen. Die Blätter abzupfen und zu feinen Streifen schneiden. Dabei so viel Minze nehmen, dass am Ende circa 4 EL der Streifen zusammenkommen. Minze und Gurke miteinander vermischen.

4. Sowohl den Jogurt als auch die Sahne und den Weinessig in die Schüssel füllen. Alles vermengen, salzen, pfeffern und bei Bedarf noch einmal nachwürzen.

5. Die fertige Suppe auf die gekühlten Teller geben und mit kleinen Minzblättchen dekorieren.

Tipp:
Schmeckt sehr lecker zu gebratenen Garnelen und frischem Brot. Lässt sich für einen pikanteren Geschmack auch mit saurer Sahne oder für weniger Fett auch mit fettreduzierter Sahne kochen.

Notizen:

7) “Kartoffel-Bohnen-Curry“

Kohlenhydrate: 20 g | Protein: 3 g | Fett: 12 g (3 g gesättigte Fettsäuren) | Kalorien: 197

Zutaten für 4 Portionen:

500 g kleine Kartoffeln | 250 g grüne Bohnen, fein | 2 kleine Chilischoten, frisch, grün | 1 Knoblauchzehe, geschält | 3 EL Sonnenblumenöl | 1 EL Butter | ½ TL Kreuzkümmelsamen | ½ TL Kurkuma, gemahlen | ¼ TL GaramMasala | Salz

Zubereitung:

1. Als Erstes die Kartoffeln waschen, danach in dickere Scheiben zerteilen. Auch die Bohnen putzen, waschen, abtropfen lassen und anschließend in etwa 2,5 Zentimeter lange Stücke teilen.

2. Das Sonnenblumenöl und die Butter zusammen in eine Pfanne geben und möglichst weit erhitzen. Die Gewürze, die Chilischoten und den in die Pfanne gedrückten Knoblauch für 30 Sekunden anbraten. Dabei gründlich durchrühren.

3. Die Kartoffeln in die Pfanne geben, nach Geschmack salzen und alles gründlich vermengen, bis die Kartoffeln gleichmäßig mit Fett bedeckt sind.

4. Zum Schluss die Bohnen hinzufügen, die Pfanne mit einem Deckel versehen und den Inhalt bei mittlerer Temperatur und unter gelegentlichem Umrühren in etwa 15 Minuten gar köcheln lassen. Lecker als kleines Mittag- oder Abendessen beziehungsweise als Beilage zu einem Curry.

Notizen:

____

____

____

8) “Minestrone“

Kohlenhydrate: 65 g | Protein: 21 g | Fett: 15 g (3 g gesättigte Fettsäuren) | Kalorien: 485

Zutaten für 4 Portionen:

2 mittelgroße Zucchini | 2 Stangen Staudensellerie | 1 kleine Lauchstange | 1 unbehandelte Zitrone | 1 Knoblauchzehe | 1 Petersilienzweig | 1 Lorbeerblatt | 400g Canellini-Bohnen (aus der Dose, alternativ andere weiße Bohnen) | 400 g Dosentomaten | 100 g Wirsing, fein gehobelt | 150 ml Weißwein, trocken | 6 EL Parmigianoreggiano, alternativ GranaPadano, jeweils gerieben | 3 EL kleine Suppennudeln | 3 EL Olivenöl

Zubereitung:

1. Die Lauchstange putzen, in zwei Teile und dann in Ringe schneiden. Diese waschen und abtropfen lassen, während ½ Liter Wasser zum Kochen gebracht wird.

2. Einen weiteren großen Topf aufsetzen. Darin das Olivenöl erhitzen und wiederum darin die Lauchringe bei mittlerer Temperatur circa 1 Minute anbraten. Danach den inzwischen geschälten Knoblauch pressen und dazugeben.

3. Jetzt den Staudensellerie waschen und in dünne, gleichmäßige Scheiben schneiden. Zum Lauch geben. Mit den Zucchini ähnlich verfahren; diese jedoch zunächst längs halbieren und dann quer scheibchenweise zerteilen. Alles weitere 3 Minuten im Topf braten.

4. Nun die Bohnen abspülen und in einem Durchschlag abtropfen lassen. Zusammen mit der gewaschenen Petersilie sowie den Dosentomaten, den Nudeln, dem Weißwein, dem Lorbeerblatt sowie dem Kochenden Wasser in den Topf mit dem gebratenen Gemüse geben.

5. Die unbehandelte Zitrone dünn schälen und einen Streifen mit in den Topf mit den anderen Zutaten geben. Einen Deckel auf den Topf legen und alles aufkochen.

6. Danach die Temperatur reduzieren und 7 Minuten leise köcheln lassen.

7. Zwischendurch 3 EL des geriebenen Parmesans in die Suppe geben. Ebenso mit dem gehobelten Wirsing verfahren. Anschließend abschmecken und noch einmal 5 Minuten köcheln.

8. Zum Schluss das Lorbeerblatt aus der Suppe nehmen und diese auf 4 Suppenteller schöpfen. Mit den verbliebenen 3 EL des Parmesans bestreuen und servieren.

Tipp:
Harmoniert hervorragend mit knusprigem Ciabatta oder Baguette.

Notizen:

____

____

____

9) "Pasta mit vielerlei Gemüse"

Kohlenhydrate: 92 g | Protein: 26 g | Fett: 30 g (6 g gesättigte Fettsäuren) | Kalorien: 741

Zutaten für 4 Portionen:

400 g Dosentomaten, stückig | 350 g Babyspinat, gewaschen und abgetropft | 300 g Artischockenherzen, aus der Dose | 225 g dicke Bohnen (Tiefkühlware) | 175 g kurze, dicke Nudeln (beispielsweise Rigatoni) | 50 g Parmigiano Reggiano oder GranaPadano, frisch gerieben | 1 Laib italienisches Brot | 1 Paprikaschote, am besten rot, gewaschen, entkernt und in Streifen geschnitten | 1 Zwiebel, geschält und grob gehackt | 1 große Knoblauchzehe, geschält | ½ TL brauner Zucker | 1 Prise Oregano, getrocknet | Salz | schwarzer Pfeffer

Zubereitung:

1. Zunächst Wasser in einem Topf aufsetzen und kochen lassen, den Backofen auf der kleinsten Stufe vorwärmen und das Olivenöl auf kleiner Flamme in einem größeren Topf erhitzen.

2. Nun die Zwiebelstücke und den per Presse in die Pfanne gedrückten Knoblauch im warmen Öl für 5 Minuten braten, bis die Zutaten weich werden.

3. Die Paprikastreifen hinzugeben und den Pfanneninhalt weitere 2 Minuten braten.

4. Die Pasta zusammen mit ausreichend Salz in den Wassertopf geben und al dente kochen. (Kochdauer meist 10 – 12 Minuten)

5. Jetzt die Tomatenstücke aus der Dose, den getrockneten Oregano und den Zucker mit in die Gemüsepfanne füllen. Mit etwas schwarzem Pfeffer abrunden und einmal aufkochen lassen. Die Pfanne schließlich halb abdecken und 10 Minuten vor sich hin köcheln lassen.

6. Das Brot im Backofen aufwärmen. Währenddessen die Bohnen zur Paprika-Tomatensoße geben, erneut aufkochen lassen und 3 weitere Minuten köcheln.

7. Den gereinigten Spinat verlesen, bei Bedarf noch von zu festen Rippen befreien und für 3 Minuten in der Soße mitkochen.

8. Sobald der Spinat in der Soße ist, die Artischockenherzen abgießen, in jeweils 4 Teile schneiden und zusammen mit der inzwischen abgegossenen Pasta für 1 – 2 Minuten in der Soße erwärmen.

9. Die fertige Pasta in eine vorgewärmte Schüssel geben, mit den Käsespänen bestreuen und zusammen mit dem Brot schnell auf den Tisch bringen.

Notizen:

10) "Spinat-Risotto"

Kohlenhydrate: 73 g | Protein: 8 g | Fett: 14 g (2 g gesättigte Fettsäuren) | Kalorien: 448

Zutaten für 4 Portionen:

1,2 l Gemüsebrühe | 350 g Risotto-Rundkornreis (beispielsweise Arborio) | 250 g Babyspinat, gewaschen, geputzt und grob zerkleinert | 2 Knoblauchzehen, geschält und fein gehackt | 1 kleine Zwiebel, geschält und in feine Würfel gehackt | 5 EL Weißwein
4 EL Olivenöl | Muskatnuss, frisch gerieben | Salz | schwarzer Pfeffer | ParmigianoReggiano oder GranaPadano, frisch gerieben

Zubereitung:

1. Im ersten Schritt die Gemüsebrühe aufkochen lassen und den Weißwein hinzugeben. Direkt daran die Hitze etwas minimieren und das Brühe-Wein-Gemisch leicht köcheln lassen.

2. Danach das Olivenöl in einer großen Pfanne erwärmen. Die Zwiebel- und Knoblauchwürfel hinzugeben und 2 -3 Minuten garen lassen. Beide sollten weich, aber nicht zu braun sein. Den Reis ebenfalls in die Pfanne füllen. Umrühren, damit die Körner von allen Seiten mit Öl benetzt werden. Solange weiterrühren, bis sie glasig werden.

3. Sobald es soweit ist, per Schöpflöffel Brühe dazugeben. Die Temperatur anpassen, bis der Pfanneninhalt leicht köchelt. Unter gleichmäßigem Rühren alles eindicken lassen, bis die Flüssigkeit nahezu aufgesogen wurde.

4. Dieses Procedere regelmäßig wiederholen und den Reis mit Brühe insgesamt 15 Minuten garen.

5. Nach dieser Zeit den Spinat und den Rest der Brühe einfüllen. Permanent weiterrühren, bis der Reis gar (noch leicht bissfest) und das Gericht schön schlotzig geworden ist

6. Salzen, pfeffern, auf vorgewärmte Teller füllen und mit geriebener Muskatnuss sowie etwas geriebenem Käse bestreuen.

Notizen:

____

____

____

11) “Tomaten-Linsen-Suppe“

Kohlenhydrate: 20 g | Protein: 10 g | Fett: 18 g (8 g gesättigte Fettsäuren) | Kalorien: 280

Zutaten für 4 Portionen:

3 Schalotten | 2 – 3 Knoblauchzehen | circa 15 kleinere Basilikumblätter | 600 ml Gemüsebrühe | 400 g Dosentomaten | 120 g rote Splitlinsen | 100 g Frischkäse | 2 EL Olivenöl | Salz | schwarzer Pfeffer

Zubereitung:

1. Zunächst die Schalotten und den Knoblauch schälen, fein hacken und im Olivenöl bei niedriger Hitze in etwa 5 Minuten weich braten. Gleichzeitig einen Topf aufsetzen und dort die Gemüsebrühe zum Kochen bringen.

2. Nun die Basilikumblätter waschen und vorsichtig trockentupfen. Besonders schöne Blätter als Dekoration aufheben. Die anderen fein schneiden, bis sie etwa 1 EL ergeben.

3. Anschließend die Linsen waschen und abtropfen lassen. Zusammen mit den Tomaten in die bereits kochende Gemüsebrühe füllen und aufkochen lassen.

4. Dann abdecken und 15 Minuten vor sich hin köcheln lassen. Nach 10 Minuten einen halben EL Basilikumblätter hinzufügen.

5. Gegen Ende der Kochzeit den Frischkäse mit der anderen Basilikumblatt-Hälfte vermengen und kleine Klößchen abstechen.

6. Zum Schluss die Suppe pürieren (Abschmecken!), auf vorgewärmte Teller füllen, mit den Frischkäseklößchen sowie dem restlichen Basilikumblättern dekorieren und servieren.

Notizen:

____

____

____

Fisch und Fleisch

Wenngleich Fisch und Fleisch keinen Schwerpunkt der täglichen Ernährung ausmachen sollen, so liefern sie dennoch wichtige Nährstoffe. Diese lassen sich natürlich auch durch rein vegetarische Kost ersetzen. Nicht-Vegetarier beteuern aber, dass die folgenden Rezepte dafür einfach zu lecker sind...

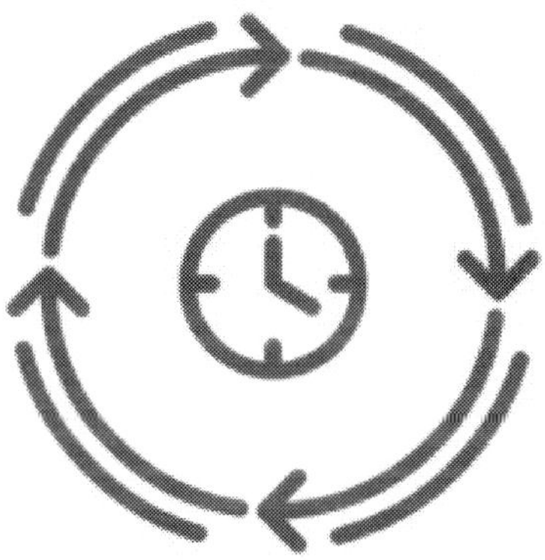

12) “Bratwurst im italienischen Stil“

Kohlenhydrate: 6,5 g | Protein: 30 g | Fett: 36 g (15 g gesättigte Fettsäuren) | Kalorien: 472

Zutaten für 4 Portionen:

700 g Kirschtomaten | 500 g Salcsiccia (italienische Bratwürste) | 2 Knoblauchzehen, geschält | 2 EL Olivenöl | 1 TL Oregano, getrocknet | ½ TL Chiliflocken | Einige Basilikumzweige | Salz | schwarzer Pfeffer

Zubereitung:

1. Als Erstes den Grill vorwärmen und die Bratwurst vierteln. Jedes Viertel zu einer kleinen Schnecke aufrollen und jede Schnecke auf einen Metallspieß stechen, der auf den Grillrost kommt.

2. Danach das Olivenöl in einer Pfanne erwärmen. Den bereits geschälten Knoblauch in die Pfanne pressen, mit dem getrockneten Oregano und den Chiliflocken bestäuben und für ½ Minute braten. Darauf achten, dass die Chiliflocken ihre Farbe behalten.

3. Die Tomaten hinzufügen und die Hitze reduzieren. Alles abgedeckt für 10 – 12 Minuten dünsten. In der Zwischenzeit dürften die meisten Tomaten platzen und ihren Saft abgeben.

4. Jetzt den Deckel abnehmen und die Hitze für 5 Minuten steigern, sodass die Soße sämig einkochen kann. Noch nicht geplatzte Tomaten anstechen. Die Salsiccia-Schnecken nun pro Seite für 5 – 6 Minuten grillen, zum gleichmäßigen Bräunen ab und an wenden.

5. Die Tomatensoße salzen, pfeffern und auf 4 Teller verteilen. Die Wurstschnecken dazulegen, alles mit Basilikum bestreuen und mit Kartoffelpüree oder Brot servieren.

Notizen:

13) “Chili con Carne“

Kohlenhydrate: 53 g | Protein: 39 g | Fett: 22 g (8 g gesättigte Fettsäuren) | Kalorien: 575

Zutaten für 4 Portionen:

500g Rinderhack, mager | 400 g Kidneybohnen, aus der Dose, abgegossen und abgetropft | 400 g stückige Dosentomaten | 125 ml Fleischbrühe | 4 Tortillas | 3 Knoblauchzehen, geschält | 2 Frühlingszwiebeln | 1 kleine Paprikaschote, rot | 1 Zwiebel | 1 kleine Chilischote, rot | 4 EL Crème fraîche | 2 EL Sonnenblumenöl | 1 EL Kümmel, gemahlen | 2 TL Tomatenmark | 1 TL Oregano, getrocknet | ½ TL Zucker | Salz

Zubereitung:

1. Als Erstes die Paprika und den Chili vorbereiten: Alles putzen (waschen, schälen und wenn notwendig entkernen), dann die Paprika grob, den Chili fein hacken.

2. Nun das Sonnenblumenöl in einem möglichst großen Topf auf Temperatur bringen. Die rote Paprika, die Zwiebel, das Rinderhack, die gemahlenen Paprika und den Kümmel anschließend bei niedriger Temperatur unter regelmäßigem Rühren anbraten.

3. Wenn das Fleisch eine braune Farbe angenommen hat, den Knoblauch durch eine Presse zu den anderen Zutaten drücken. Danach die Pizzatomaten mit der dazugehörigen Flüssigkeit, die Brühe, den Chili, Zucker und Salz ebenfalls hinzufügen.

4. Alles aufkochen lassen, danach die Hitze verringern, einen Deckel auf die Pfanne setzen und den Pfanneninhalt 15 Minuten schmoren lassen.

5. Währenddessen die Frühlingszwiebeln säubern, in feine Scheiben schneiden und die Grillfunktion des Backofens für das Aufwärmen der Tortillas aktivieren.

6. Die inzwischen abgegossenen Kidneybohnen zum Chili hinzufügen, alles noch einmal 5 Minuten kochen lassen. In der Zwischenzeit die Tortillas im Backofen erhitzen.

7. Zum Schluss das fertige Chili auf idealerweise vorgewärmte Teller füllen, mit jeweils einem Klecks Crème fraîche und den Frühlingszwiebeln dekorieren und zu den Tortillas reichen.

Notizen:

14) "Fleischbällchen in kreolischer Soße"

Kohlenhydrate: 19 g | Protein: 35 g | Fett: 35 g (12 g gesättigte Fettsäuren) | Kalorien: 526

Zutaten für 4 Portionen:

600g Rinderhack, mager | 400 g stückige Dosentomaten | 2 Stangen Staudensellerie, in feine Stücke geschnitten | 2 Knoblauchzehen, geschält | jeweils 1 grüne und 1 rote Paprikaschote, gewaschen und grob gehackt | 1 große Zwiebel, geschält und gehackt | 1 großes Ei | 1 Lorbeerblatt | 3 EL Mehl | 3 EL Olivenöl | jeweils 1 ¼ TL Cayennepfeffer und scharfes Paprikapulver | 1 TL Zuckerrohrsirup, dunkel | Salz | schwarzer Pfeffer

Zubereitung:

1. Zuerst aus dem Hackfleisch, dem Ei, der Hälfte der Zwiebelwürfel, jeweils ¼ TL Cayennepfeffer und scharfer Paprika sowie Salz und Pfeffer eine Hackbällchen-Masse zubereiten.

2. Nun mit der kreolischen Soße beginnen. Dafür 1 EL des Olivenöls in einer größeren Pfanne bei mittlerer Temperatur erwärmen und die andere Hälfte der Zwiebelwürfel weich braten. Die Paprikawürfel und die Staudensellerie-Stücke hinzugeben, danach den Knoblauch dazu pressen, alles umrühren und für 2 weitere Minuten braten.

3. Jetzt den Pfanneninhalt mit 100 ml Wasser, dem Zuckerrübensirup, dem Lorbeerblatt, jeweils 1 TL Cayennepfeffer und scharfer Paprika sowie den Dosentomaten (mit Flüssigkeit) anreichern. Alles ohne Deckel 15 Minuten leicht köcheln, damit die Soße sämig wird. Das Gemüse sollte aber noch etwas bissfest sein.

4. Während die Soße vor sich hin köchelt, aus der Frikadellenmasse etwa 16 kleine Klößchen formen. Ideal ist ein Durchmesser von etwa 4 Zentimetern. In der Zwischenzeit die verbliebenen 2 EL Olivenöl in einer weiteren Pfanne erhitzen und die Hackbällchen braun und knusprig braten.

5. Die Soße mit Salz und schwarzem Pfeffer abrunden, die Hackbällchen auf einen Teller geben und mit der Soße überziehen.

Tipp:
Schmeckt sehr gut mit einer Mischung aus Wildreis und weißem Reis.

Notizen:

15) "Gegrillte Seezunge mit Zucchinistreifen"

Kohlenhydrate: 2 g | Protein: 84 g | Fett: 23 g (10 g gesättigte Fettsäuren) | Kalorien: 554

Zutaten für 4 Portionen:

4 Seezungen (ohne Haut und Kopf) à 450 g | 500 g Zucchini | 70 g Butter | 1 ½ Zitronen | 1 kleiner Bund Schnittlauch | Einige Dill- und Petersilienzweige | Öl zum Einpinseln des Grillrosts | Salz | schwarzer Pfeffer

Zubereitung:

1. Zunächst die Zucchini waschen, trocken tupfen und mithilfe einer Reibe in feine Streifen reiben. Die Streifen zusammen mit etwas Salz in einen Durchschlag füllen und mit einem Blatt Küchenpapier so gut wie möglich ausdrücken.

2. Die Seezungen abspülen, ebenfalls trocken tupfen und alle Fische auf ihren weißen Seiten 3x schräg einschneiden.

3. Dill, Schnittlauch und Petersilie jeweils waschen, abtrocknen und fein hacken. Von jeder Kräutersorte jeweils 1 EL mit 40 g der Butter in eine Schüssel füllen. Pfeffern und mithilfe einer Gabel in Kräuterbutter verwandeln. Auf 4 kleinere Portionen aufteilen und zur Seite stellen.

4. Jetzt die verbliebenen 30 g Butter in einer Pfanne erwärmen. Die Zucchinistreifen in die Pfanne füllen und 5 Minuten bei mittlerer Temperatur leicht bissfest garen. Gelegentlich umrühren und darauf achten, dass sie nicht zu sehr zusammenkleben.

5. Den Grillrost mit Öl einpinseln, eine Fettfangschale unterstellen und die Seezungen mit der weißen Seite nach oben für 5 Minuten grillen. Den Saft einer halben Zitrone auspressen und über den gewendeten Fisch geben. Noch einmal 2 – 3 Minuten garen.

6. Zum Schluss die ganze Zitrone achteln und die Fische auf dem Rost mit jeweils einer kleinen Kräuterbutter-Portion besetzen, die noch einige Sekunden schmelzen darf.

7. Den Fisch zusammen mit den Zucchinistreifen und den Zitronenachteln schnell auf den Tisch bringen und genießen.

Tipp:
Wer möchte, kann dieses Rezept auch mit anderen Fischen wie Kabeljau oder Schellfisch zubereiten. Als Beilage eignen sich Rosmarinkartoffeln und / oder gegrillte Tomaten.

Notizen:

16) “Hähnchenbrust mit Cidre und Äpfeln“

Kohlenhydrate: 28 g | Protein: 40 g | Fett: 23 g (11 g gesättigte Fettsäuren) | Kalorien: 495

Zutaten für 4 Portionen:

4 Hähnchenbrüste à 175 g | 4 feste, rote Äpfel (möglichst süß) à 175 g | 4 Schalotten | 300 ml trockener Apfelwein (Cidre) | 4 EL Crème fraîche | 2 EL Butter | 2 EL Olivenöl | 1 EL Zucker, braun | 2 – 4 TL Worcester-Soße | Salz | schwarzer Pfeffer

Zubereitung:

1. Zum Auftakt das Olivenöl und die Butter gemeinsam in einer Bratpfanne bei niedriger Temperatur erwärmen. Die fein gehackten Schalotten hinzufügen, die Hitze etwas vergrößern und die Schalotten in 3 – 4 Minuten weich werden lassen. Dabei ab und zu wenden.

2. Die Äpfel waschen, von den Kernen befreien und in Viertel schneiden. Die Viertel wiederum in Scheiben schneiden. Zu den Zwiebeln füllen und mit dem Zucker berieseln. Die Temperatur deutlich steigern, um den Zucker etwas zu karamellisieren und alles goldbraun werden zu lassen. Mithilfe einer Kelle oder eines Schaumlöffels aus der Pfanne holen, zur Seite stellen.

3. Sofern das Öl-Butter-Gemisch in der Pfanne nicht mehr reicht, mit etwas Öl anreichern und die Hähnchenbrüste bei relativ hoher Temperatur 6 Minuten (einmal wenden inbegriffen) braun braten.

4. Den Cidre zu den Hähnchenbrüsten gießen, aufkochen lassen und unabgedeckt 8 – 10 Minuten schmoren lassen. Dabei ab und an etwas umrühren und einmal wenden. Das Hähnchenfleisch ist gar, wenn nach dem Einstechen mit einem Messer klarer Saft austritt.

5. Wenn das Fleisch fertig ist, die Worcestersoße und die Crème fraîche in die vorhandene Flüssigkeit einrühren. Salzen, pfeffern und die Äpfel-Schalotten-Mischung hinzufügen.

6. Alles noch einmal ohne Kochen für 1 – 2 Minuten erhitzen und zusammen mit Reis oder einem grünen Salat genießen.

Notizen:

17) "Hähnchenbrustfilets an Paprikasalsa"

Kohlenhydrate: 28 g | Protein: 20 g | Fett: 20 g (4 g gesättigte Fettsäuren) | Kalorien: 352

Zutaten für 4 Portionen:

4 Hähnchenbrustfilets à 175 g | Jeweils eine gelbe und eine rote Paprikaschote, gewaschen, entkernt und geviertelt | 2 kleine Knoblauchzehen, geschält | 1 grüne Chilischote | ½ Limone oder Zitrone | 5 EL Olivenöl | Salz | schwarzer Pfeffer

Zubereitung:

1. Als Erstes die Grillfunktion des Backofens möglichst weit vorheizen. Dann die Paprikastücke mit der Hautseite nach oben auflegen. Den Chili ebenfalls dazulegen und 15 Minuten lang grillen, nach der halben Zeit einmal wenden. Die Paprika ist fertig, sobald die Haut braune Blasen wirft – ohne verbrannt zu sein.

2. Jetzt die fertigen Paprikaschoten-Teile zum Abkühlen in eine Schüssel füllen und abdecken.

3. Derweil ½ EL Öl in eine große und 4 ½ El Öl in eine kleinere Schüssel füllen. Die geschälten Knoblauchzehen jeweils in eine der beiden Schüsseln pressen, alles gut verrühren.

4. Die Hähnchenbrustfilets im Öl der großen Schüssel wenden, anschließend pfeffern und in den Grill geben. Nun für 7 – 8 Minuten die Haut knusprig braun werden lassen, einmal wenden und den Grillvorgang für die gleiche Zeit fortsetzen.

5. Während das Fleisch im Backofen ist, die Paprikastücke häuten und in feine Würfel schneiden Auch den Chili häuten, die Kerne entfernen und sehr fein hacken.

6. Zusätzlich die Zitrone beziehungsweise Limone auspressen und den Saft in die kleine Schüssel zum Knoblauch-Öl-Gemisch geben. Mit der Paprika und dem Chili anreichern, salzen und pfeffern.

7. Zum Schluss die Hähnchenbrustfilets auf vorgewärmte Teller füllen, mit der Paprikasalsa dekorieren und zu knusprigem Brot reichen.

Notizen:

___

___

___

18) “Hühnerbrühe mit orientalischem Einschlag“

Kohlenhydrate: 8 g | Protein: 6 g | Fett: 2 g (1 g gesättigte Fettsäuren) | Kalorien: 80

Zutaten für 4 Portionen:

1,2 l Hühnerbrühe | 100 g Shiitake-Pilze | 75 g Romanasalat | 40 feine dünne Suppennudeln (wie Vermicelli) | 1 großes Ei | 1 kleinerer Bund Koriander | ¼ TL Cayennepfeffer

Zubereitung:

1. Zuerst den Cayennepfeffer in die Brühe geben, dann beides zusammen in einem großen Topf bis zum Kochen erhitzen.

2. Während die Brühe Temperatur annimmt, die Pilze reinigen und in feine Scheiben schneiden. Beim Romanasalat die äußeren Blätter begutachten. Sind sie nicht schön genug, so viel wie notwendig entfernen. Geeignete Blätter waschen, in feine Streifen hobeln und 75 Gramm abmessen.

3. Nun das Ei aufschlagen, Eigelb und Eiweiß miteinander verquirlen und zunächst zur Seite stellen. Den Koriander ebenfalls waschen, leicht abtrocknen und so viele der Blättchen fein hacken, bis ein EL mit ihnen gefüllt werden kann.

4. Wenn die Brühe zu kochen beginnt, die Pilze einfüllen. Direkt dabei die Temperatur etwas kleiner stellen und für 2 Minuten köcheln. Die Suppennudeln hinzugeben und noch einmal für 3 Minuten köcheln lassen.

5. Nach Ablauf dieser Zeit den Salat in die Suppe geben und die Temperatur noch einmal erhöhen.

6. Kurz aufkochen, dann vom Herd nehmen und das verquirlte Ei sorgfältig unterziehen. Mit Koriander bestreuen, in Teller füllen und auf den Tisch bringen.

Notizen:

19) “Jakobsmuschel-Spieße mit Serranoschinken vom Grill“

Kohlenhydrate: 4 g | Protein: 30 g | Fett: 20 g (6 g gesättigte Fettsäuren) | Kalorien: 315

Zutaten für 4 Portionen:

12 Jakobsmuscheln, frisch (keine Tiefkühlware!), mit Rogen | 16 Scheiben Serrano-Schinken, dünn geschnitten | 2 große Knoblauchzehen | ½ Zitrone | 3 EL Olivenöl | einige Kräuterzweige (beispielsweise Basilikum, Koriander und Petersilie) | schwarzer Pfeffer

Zubereitung:

1. Im ersten Schritt die Jakobsmuscheln waschen und vorsichtig trocknen. Den Rogen abtrennen und zusammen mit dem Muschelfleisch in eine Schüssel füllen.

2. Zum Herstellen der Marinade den Knoblauch schälen und in die Muschelschüssel füllen. Alle Kräuter waschen und trocknen. Mit Ausnahme einiger Basilikumzweige fein hacken und ebenfalls hinzufügen. Den Saft der Zitrone und das Olivenöl einfüllen, die Muscheln gleichmäßig in der Marinade wenden und 15 Minuten ruhen lassen (idealerweise bei Zimmertemperatur).

3. Den Grill vorheizen.

4. Nach Ablauf der Marinierzeit die Muscheln abwechselnd mit einer aufgekräuselten Schinkenscheibe und dem Rogen auf Metallspieße oder eingeweichte Holzspieße stecken. Dabei so verteilen, dass 4 Spieße mit je 3 Muscheln, und Rogenstücken sowie 4 Schinkenscheiben (am Anfang und Ende des Spießes) entstehen.

5. Die Spieße noch einmal mit etwas Marinade beträufeln und auf den Grill legen (Fettfangschale darunter stellen!).

6. Von jeder Seite 2 - 3 Minuten grillen, zwischendurch einmal wenden und dabei noch einmal mit Marinade bestreichen. Der Schinken sollte letztlich kross, aber nicht schwarz sein.

7. Wenn die Spieße fertig sind, vom Grill nehmen und auf ggf. vorgewärmte Teller legen. Mit dem in der Fettpfanne aufgefangenen Bratensud beträufeln, mit Pfeffer bestreuen und mit den übrig gebliebenen Basilikumzweigen belegen.

Notizen:

20) "Kräuter-Lachscreme"

Kohlenhydrate: 16 g | Protein: 22 g | Fett: 24 g 123 g gesättigte Fettsäuren) | Kalorien: 362

Zutaten für 4 Portionen:

400g Lachs aus der Dose | 150 g Frischkäse (Doppelrahmstufe) | 1 Zitrone | jeweils 1 kleiner Bund Dill, Petersilie und Schnittlauch | 1 TL Tabascosoße | Salz | schwarzer Pfeffer

Zubereitung:

1. Alle Kräuterbünde waschen, abtropfen lassen, fein hacken und die jeweiligen Blätterstückchen gründlich miteinander vermengen.

2. Lachs abtropfen lassen, bei Bedarf Haut und / oder Gräten entfernen. In einer Schüssel mit dem Doppelrahm-Frischkäse vermischen.

3. Den beim Auspressen der Zitrone aufgefangenen Saft, die Tabascosoße und die kleingehackten Kräuter zum Frischkäse und zum Lachs geben. Alle Zutaten in einen Mixer füllen und dort eine glatte Creme entstehen lassen. Alternativ das Ganze mit einem Pürierstab verarbeiten.

4. Salzen, pfeffern und für zumindest 15 Minuten in die Kühlung stellen.

Tipp:
Die Kräuter-Lachscreme stellt eine tolle Ergänzung zu Baguette, Grissini sowie Crackern beziehungsweise Gemüsesticks aus Gurken, Möhren oder Paprika dar.

Notizen:

21) "Kabeljau-Plaki"

Kohlenhydrate: 11 g | Protein: 35 g | Fett: 8 g (1 g gesättigte Fettsäuren) | Kalorien: 256

Zutaten für 4 - 6 Portionen:

750 g Kabeljau-Filets, ohne Haut | 6 Tomaten, gewaschen, abgetrocknet und in Scheiben geschnitten | 1 ½ Zitronen, unbehandelt | 1 grüne Paprika, gewaschen, entkernt und in Streifen geschnitten | 1 Zwiebel, geschält und in dünne Streifen geschnitten | 1 Bund Petersilie | 1 Knoblauchzehe | 3 EL Tomatenmark | 3 EL trockener Weißwein | 2 EL Olivenöl | Salz | schwarzer Pfeffer

Zubereitung:

1. Im ersten Schritt das Olivenöl in einer feuerfesten Form erwärmen. Anschließend das Gemüse dazugeben und mit dann durchgepresstem Knoblauch vermischen. Die Form mit einem Deckel versehen und bei hohen Temperaturen für 6 – 8 Minuten garen. Zuweilen die Form bewegen, damit das Gemüse nicht festbackt und anbrennt.

2. In der Zwischenzeit den Fisch würfeln (circa 5 Zentimeter große Stücke). Die halbe Zitrone auspressen und den Saft gleichmäßig mit den Fischwürfeln vermengen.

3. Die Petersilie waschen, abtropfen lassen, trocknen und möglichst fein hacken.

4. Die weitere Zitrone ebenfalls waschen, trocken tupfen und mit einem scharfen Messer dünnere Scheiben abschneiden. Tomatenmark und Wein vermischen, unter das Gemüse rühren und mit den Zitronenscheiben belegen.

5. Die Fischwürfel auf die Zitronenscheiben geben, salzen, pfeffern, mit Petersilie bestreuen. Die Temperatur etwas herunterfahren und für 15 Minuten mit geschlossenem Deckel fertig garen.

Notizen:

22) “Meeresfrüchte-Paella“

Kohlenhydrate: 61 g | Protein: 48 g | Fett: 13 g (8 g gesättigte Fettsäuren) | Kalorien: 590

Zutaten für 4 Portionen:

500 g Muscheln (idealerweise Mies- oder Venusmuscheln) | 400 g Seelachs-Filet, ohne Haut | 250 g Rundkornreis (z.B. Arborio) | 250 g Tintenfischtuben, küchenfertig vorbereitet | 150 g feine Erbsen (Tiefkühlware) | 125 g rohe Garnelen | 2 Paprikaschoten nach Wahl, gewaschen, entkernt und kleingeschnitten | 2 Knoblauchzehen, geschält und fein gewürfelt | 1 Zwiebel, geschält und fein gewürfelt | 1 Döschen mit Safran, gemahlen | 4 EL Olivenöl | ½ Zitrone, ausgepresst | Salz | schwarzer Pfeffer

Zubereitung:

1. Als Erstes die Muscheln putzen und mit reichlich kaltem Wasser waschen. Mit dem Fisch, den Garnelen und den Tintenfischtuben ebenso verfahren. Danach die Tuben in Ringe schneiden und den Seelachs in gleichmäßige Stücke zerteilen.

2. Nun das Olivenöl in eine Paella-Pfanne geben und erwärmen. Alle Meeresfrüchte bis auf die Muscheln bei mittlerer Temperatur für 3 – 5 Minuten braten und dabei regelmäßig werden. Salzen, pfeffern und aus der Pfanne holen.

3. 2 weitere Esslöffel Olivenöl erwärmen, um darin die Knoblauch-, Paprika- und Zwiebelwürfel anzubraten. Mit dem Rundkornreis anreichern und diesen für einen Moment mitdünsten. 1 l heißes Wasser, den Safran und ½ TL Salz dazugeben, umrühren und die Mischung einmal aufkochen lassen.

4. Jetzt die Muscheln in den Sud füllen und für 20 Minuten köcheln lassen. Der Reis muss die gesamte Flüssigkeit aufsaugen. Dabei das regelmäßige Umrühren nicht vergessen!

5. Im nächsten Schritt die Garnelen, die Tintenfischringe, die Fischstücke und die gefrorenen Erbsen in die Paella geben und für weitere 5 Minuten garen.

6. Am Ende die Paella mit einem Geschirrtuch abdecken und sich circa 5 – 8 Minuten setzen lassen. Muscheln, die jetzt noch geschlossen sind, müssen entfernt werden. Salzen, pfeffern, mit Zitronensaft abrunden – und dann endlich genießen!

Notizen:

___

___

___

23) “Moussaka“

Kohlenhydrate: 61 g | Protein: 38 g | Fett: 44 g (20 g gesättigte Fettsäuren) | Kalorien: 780

Zutaten für 4 Portionen:

2 Auberginen à 350 g | 500 g Kartoffeln | 500 g Rinderhack | 500 g Dosentomaten, stückig | 375 ml Milch | 75 g ParmigianoReggiano oder GranaPadano | 5 frische Tomaten | 2 Knoblauchzehen, geschält und fein gewürfelt | 1 Zwiebel, geschält und fein gewürfelt | 2 mittelgroße Eier | 4 Stiele Oregano, gewaschen und abgetrocknet | 4 EL Olivenöl | 2 EL Butter | 2 EL Mehl | 1 TL Instant-Gemüsebrühe | Zimt | Salz | schwarzer Pfeffer

Zubereitung:

1. Die Kartoffeln waschen und in gut 20 Minuten in kochendem Wasser fertig garen. Die Auberginen waschen, abtrocknen, in Scheiben schneiden. Diese wiederum auf Küchenpapier betten, salzen und für etwa 15 Minuten ziehen lassen.

2. Danach eine Pfanne mit 3 EL Öl auf Temperatur bringen und immer einen Teil der Gemüsescheiben goldbraun braten, pfeffern und das überschüssige Fett mit einem Küchenpapier abtupfen. Den Vorgang solange wiederholen bis alle Auberginenscheiben fertig sind.

3. Die fertigen Kartoffeln abgießen, mit kaltem Wasser abschrecken, anschließend pellen. Danach genauso wie die gewaschenen frischen Tomaten in Scheiben schneiden.

4. Einen weiteren EL Öl in die Pfanne geben und erwärmen. Das Hackfleisch im Öl krümelig anbraten, die Zwiebel- und die Knoblauchstückchen dazugeben und ebenfalls mitbraten. Regelmäßig umrühren, salzen, pfeffern und mit dem kleingehackten Oregano anreichern.

5. Nun die stückigen Tomaten zum Hackfleisch füllen. Die Mischung aufkochen, danach etwa 5 Minuten weiterköcheln lassen. Salzen, pfeffern und mit Zimt abrunden.

6. Die Butter in einer Pfanne schmelzen lassen und eine helle Mehlschwitze herstellen: Die Milch, ¼ l Wasser sowie die Brühe hinzufügen, aufkochen und weitere 5 Minuten leise vor sich hin köcheln lassen. Wiederum salzen und pfeffern und vom Herd nehmen. Die Eier aufschlagen, verquirlen und 4 EL der Soße angießen. Noch einmal verrühren und in die Hauptsoßenmenge gießen.

7. Das Hackfleisch in eine ausreichend große Auflaufform (21 x 31 Zentimeter) füllen. Mit dachziegelartig angeordneten Kartoffeln, dann mit den Auberginenscheiben und zuletzt mit den Tomaten bedecken. Die fertige Soße angießen und mit dem geriebenen Parmesan bestreuen.

8. Zuletzt im vorgeheizten Backofen (Umluft 175 °C – Ober- und Unterhitze 200 °C) gut 40 Minuten backen, bis eine goldbraune Kruste entstanden ist. Heiß servieren und genießen.

Notizen:

24) “Ricotta-Hähnchenbrust mit fruchtiger Tomatensalsa“

Kohlenhydrate: 21 g | Protein: 53 g | Fett: 21 g (7 g gesättigte Fettsäuren) | Kalorien: 420

Zutaten für 4 Portionen:

4 Hähnchenbrustfilets à circa 175 g | 100 g Ricotta | 2 Flaschentomaten, gewaschen und in kleine Stückchen geschnitten | 1 Ciabatta-Laib | 1 kleine rote Zwiebel, geschält und fein gehackt | 1 Knoblauchzehen, geschält und fein gehackt | 5 EL Pesto | 2 TL Olivenöl | Einige Basilikumzweige, gewaschen, die Blättchen abgezupft | Salz | schwarzer Pfeffer

Zubereitung:

1. Die Grillstufe des Backofens aktivieren. Jedes Hähnchenbrustfilet mit einer seitlichen Tasche versehen.

2. Den Ricotta sowie 1 EL des Pestos miteinander in einer kleinen Schüssel gleichmäßig verrühren, die Hähnchenbrust-Taschen damit füllen und fest verschließen. Danach die Brüste in eine gefettete Pfanne geben, mit Olivenöl bestreichen, mit Pfeffer bestreuen und pro Seite in 7 – 8 Minuten fertig grillen.

3. Währenddessen die Tomaten-, Knoblauch- und Zwiebelstückchen in einer weiteren Schüssel vermengen, pfeffern und mit den Basilikumblättchen anreichern.

4. Nun 4 Scheiben vom Ciabatta abschneiden und das restliche Pesto zu gleichen Teilen auf die einzelnen Brotscheiben streichen. Auf einen weiteren Grillrost legen, im Ofen oberhalb der Hähnchenbrüste einschieben und bis zum leichten Bräunen grillen. Zuletzt die Brote und die Hähnchenfilets zusammen mit der Salsa auf den Tisch bringen.

Notizen:

25) "Scharfe Thunfischsteaks"

Kohlenhydrate: 14 g | Protein: 44 g | Fett: 20 g (4 g gesättigte Fettsäuren) | Kalorien: 409

Zutaten für 4 Portionen:

4 Thunfischsteaks (jeweils 175 g) | 2 rote Paprika | 2 Knoblauchzehen | 1 kleine rote Chilischote | 1 unbehandelte Limone | 1 große Scheibe Vollkornbrot | 4 EL Tomatenmark | 4 EL Olivenöl | Salz | schwarzer Pfeffer

Zubereitung:

1. Den Backofengrill auf höchste Stufe stellen und einschalten.

2. Die Paprikaschoten waschen, trocknen, die Kerne entfernen und der längs halbieren. Auch die Zwiebel quer halbieren. Alle Gemüsestücke mit der Schnittseite nach unten zusammen mit der ungeschälten (!) Knoblauchzehe auf einem Grillrost drapieren. 10 Minuten grillen, bis die Paprikahaut leicht schwarze Blasen entwickelt. Aus dem Ofen holen und an die Seite stellen.

3. Die rote Chilischote ebenfalls waschen, entkernen, dann aber fein hacken. Im Anschluss daran das Brot würfeln. Die Limone waschen, die Schale abreiben und letztlich auspressen.

4. Sind die Paprikateile, die Zwiebelhälften und die Knoblauchzehe bis auf ‚Anfasstemperatur' abgekühlt, jeweils häuten. Das fertig gehäutete Gemüse zusammen mit den Chilistückchen, dem Brot, dem Tomatenmark und 3 EL des Olivenöls in einen Mixer füllen. Eine Hälfte des Limonenabriebs und -safts angießen und alles pürieren. Mit Salz und Pfeffer abschmecken.

5. Nun den Rest des Olivenöls in einer ausreichend geräumigen Grill- und / oder Bratpfanne so weit wie möglich erwärmen. Gleichzeitig die Thunfischsteaks leicht salzen und pfeffern und in 4 – 6 Minuten unter einmaligem Wenden goldbraun braten.

6. Die Fischfilets auf vorgewärmte Teller legen, mit der zweiten Hälfte der Limonenschale beziehungsweise des Safts bestreuen / beträufeln und gemeinsam mit der Chili-Paprika-Soße servieren.

Tipp:
Schmeckt wunderbar zu einem frischen grünen Salat und neuen Kartoffeln.

Notizen:

26) “Sommerlicher Tintenfisch“

Kohlenhydrate: 47 g | Protein: 25 g | Fett: 26 g (13 g gesättigte Fettsäuren) | Kalorien: 536

Zutaten für 4 Portionen:

500 g küchenfertig vorbereiteter Tintenfisch | 80 g Butter | 3 Romanasalat-Herzen | 2 Schalotten | 2 Limonen, unbehandelt | 2 Knoblauchzehen | 6 Pfefferminzzweige | 2 EL Olivenöl | Salz | schwarzer Pfeffer

Zubereitung:

1. Als Erstes die Tintenfische in Längsrichtung halbieren und noch einmal teilen, wenn die entstandenen Stücke 10 Zentimeter Länge übertreffen. Zudem die Innenseite kreuzförmig einschneiden.

2. Im Anschluss daran die Romanasalat-Herzen reinigen, in feine Querstreifen schneiden und in eine größere Salatschüssel füllen.

3. Beide Limonen einmal abwaschen und gründlich trocknen reiben. Eine Zitrusfrucht in Scheiben schneiden und aufheben. Von der anderen die Schale mit einem Zestenreißer hobeln und sie anschließend auspressen.

4. Die Minze reinigen, abtrocknen lassen, die Blättchen abzupfen und möglichst fein hacken.

5. Die Schalotten schälen und in möglichst kleine, gleichmäßige Würfel hacken. Zeitgleich eine Pfanne zum Butter-Schmelzen aufstellen. Die Butter hineingeben, langsam erhitzen und den gedrückten Knoblauch hinzufügen. Ist die Butter heiß genug, die Schalotten in ihr für 1 Minute anbraten.

6. Die Limonenschalen sowie den Limonensaft einfüllen, gut vermischen und von der Platte nehmen.

7. In einer weiteren Pfanne die 2 EL Olivenöl soweit wie möglich erhitzen. Darin die Tintenfisch-Stücke in kleinen Portionen für 2 – 3 Minuten anbraten. Sie sollten eine weiße Farbe annehmen und sich etwas zusammenziehen.

8. Nun die noch heißen Tintenfische und den Bratensaft zum Salat in die Schüssel füllen. Sorgfältig vermischen, mit Salz und Pfeffer abschmecken.

9. Als Letztes die geschnittene Minze zum Salat geben und diesen mit den Zitronenschreiben garnieren. Dazu passt leicht angewärmtes Baguettebrot.

Notizen:

Obst

Eigentlich muss man über Obst gar nicht mehr viele Worte verlieren. Eine gesündere Art des Naschens kann es nicht geben, auch wenn einige Früchte bekanntlich viel Zucker enthalten und nicht vorteilhaft für die Zahngesundheit sind. Trotzdem ist Obst immer besser als künstlich hergestellte Süßigkeiten. Außerdem liefert es bekanntlich viele Vitamine und Mineralstoffe.

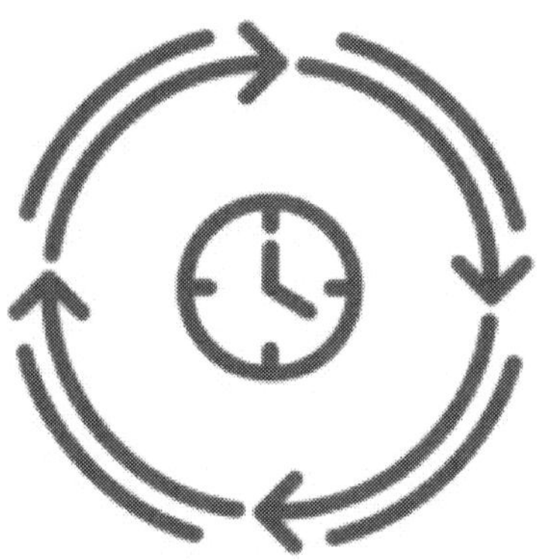

27) "Honig-Frucht-Spieße"

Kohlenhydrate: 30 g | Protein: 2 g | Fett: 24 g (12 g gesättigte Fettsäuren) | Kalorien: 330

Zutaten für 4 Portionen:

8 große Erdbeeren, möglichst fest | 2 frische Ananasringe | 1 feste Williams-Christ-Birne | 1 kleine Karambole | 1 kleine Banane, nicht zu reif | 1 unbehandelte Limone | 2 EL flüssiger Honig | 2 EL Walnuss- oder Haselnussöl | 150 g Creme double | 25 g gehackte Haselnüsse

Zubereitung:

1. Zunächst die Limone waschen, abtupfen und die Schale in eine möglichst lange, flache Schüssel reiben. Den Saft der Limone auspressen, in die Schüssel gießen und mit dem Honig sowie dem Nussöl anreichern.

2. Danach das Obst (sofern notwendig) waschen, entkernen und zerkleinern. Die Birne vierteln und die Viertel noch einmal halbieren. Die Banane vierteln. Die Ananasscheiben halbieren bis vierteln. Bei der Karambole Kopf- und unteres Ende abschneiden, die Kanten per Gemüseschäler leicht glattziehen und die Frucht vierteln. Die Erdbeeren ebenfalls reinigen, aber ganz lassen.

3. Das Obst in der Schüssel mit der Honig-Öl-Limonen-Mischung 10 Minuten marinieren und den Grill auf mittlere Stufe vorwärmen.

4. Die Obststücke auf 4 Metallspieße à 25 Zentimeter Länge spießen. Mögliche Reihenfolge: Ananas, Erdbeere, Birne, Banane, Erdbeere, Birne, Karambole. Die Karambolenscheibe für einen besonders schönen Effekt und zwecks besseren Grillens waagrecht ‚auffädeln'.

5. Die Spieße vor dem Auflegen auf den Grill mit etwas der Marinade bepinseln. Anschließend pro Seite 2 -3 Minuten grillen, zwischendurch noch einmal bepinseln. Grillen, wenden und bepinseln solange abwechseln, bis eine goldbraune Farbe angenommen hat.

Notizen:

____

____

____

28) "Krümelpflaumen-Auflauf"

Kohlenhydrate: 87 g | Protein: 9 g | Fett: 35 g (17 g gesättigte Fettsäuren) | Kalorien: 679

Zutaten für 4 Portionen:

900 g reife und gleichzeitig feste Pflaumen | 120 g Haferflocken, grob | 120 g Zucker, so fein wie möglich | 60 g Demerara-Zucker | 60g Nüsse nach Wahl, gehackt | 60 Butter | 1 TL Lebkuchengewürz

Zubereitung:

1. Zuerst den Backofen vorheizen (230 °C bei Ober- und Unterhitze, 210 °C bei Umluft, Gas Stufe 5).

2. Während er vorgewärmt wird, die Pflaumen waschen, trockentupfen, halbieren und die Steine entfernen. Anschließend alle Pflaumen in eine zumindest 5 Zentimeter tiefe und feuerfeste Kasserolle mit 20 Zentimeter Durchmesser geben.

3. Mit 2 – 3 EL Wasser und dem Demara-Zucker anreichern. Die Pflaumen abdecken und in 8 – 10 Minuten bei mittlerer Temperatur pochieren. Zwischendurch die Flüssigkeit leicht umrühren, bis die Pflaumen allmählich weicher werden.

4. Die Butter in eine Pfanne geben und dort erwärmen. Haferflocken, Demerara-Zucker, die gehackten Nüsse und das Lebkuchengewürz ergänzen und alles miteinander vermischen.

5. Nun die Haferflockenmischung aus der Pfanne nehmen und auf die Pflaumen geben. Diese mit der Mischung gleichmäßig bedecken. Alles für 12 – 15 Minuten weiterbacken, bis die Haferflocken goldbraun, aber nicht zu dunkel sind.

Tipp:
Dieser sättigende Nachtisch kann sehr gut als süße Hauptspeise serviert und / oder noch um Eis oder Schlagsahne ergänzt werden. (Wenn gerade kein Kalorienzählen angesagt ist.)

Notizen:

____

____

____

Plan für 14 Tage

Wer nun neugierig geworden ist auf die leckere Seite des Intervallfastens, darf sich natürlich nach Herzenslust durch die hier vorgestellten Rezepte schlemmen oder sie mit anderen Rezeptideen ergänzen beziehungsweise kombinieren.
Wichtig ist, dass täglich auf eine Hauptmahlzeit verzichtet werden soll. Bei der Rezeptauswahl wurde davon ausgegangen, dass es sich bei der fehlenden Mahlzeit um das Frühstück handelt. In diesem Sinne wurde auch die Vorschlagsliste erstellt, die einen Ernährungsplan für 14 Tage darstellt. Das erstgenannte Rezept entspricht dem Mittagessen, das zweite dem Abendessen. Natürlich ist ein jeder frei, dies beliebig zu tauschen.

1. Tag: Bohnen, Feta & Garnelen sowie Kabeljau-Plaki
2. Tag: Gekühlte Gurkensuppe und Moussaka
3. Tag: Cesar'sSalad und Pasta mit vielerlei Gemüse
4. Tag: Kartoffel-Bohnen-Curry und gebratener Gemüsereis
5. Tag: Hühnerbrühe und Krümelpflaumen-Auflauf
6. Tag: Bratwurst im italienischen Stil und Minestrone
7. Tag: Sommerlicher Tintenfisch und gegrillte Seezunge
8. Tag: Couscous mit Gemüsebeilage und Chili con Carne
9. Tag: Brokkoli Auflauf und Spinat-Risotto
10. Tag: Hähnchenbrust mit Paprikasalsa und Thunfischsteaks
11. Tag: Jakobsmuschel-Spieße und Meeresfrüchte-Paella
12. Tag: Kräuter-Lachscreme und Hähnchenbrust mit Cidre und Äpfeln
13. Tag: Fleischbällchen in kreolischer Soße und Honig-Frucht-Spieße
14. Tag: Tomaten-Linsen-Suppe und Ricotta-Hähnchen mit fruchtiger Tomatensalsa

Impressum

Umschlaggestaltung, Verantwortlicher, Illustration:
Paul Kurpiela, Föhrenstr. 8 77656 Offenburg
paul.kurpiela@gmail.com
 Bibliografische Information der Deutschen Nationalbibliothek: Die Deutsche Nationalbibliothek verzeichnet diese Publikation in der Deutschen Nationalbibliografie; detaillierte bibliografische Daten sind im Internet über http://dnb.d-nb.de abrufbar.

42929880R00080

Printed in Poland
by Amazon Fulfillment
Poland Sp. z o.o., Wrocław